Abnehmen

einfach, praktikabel, effektiv

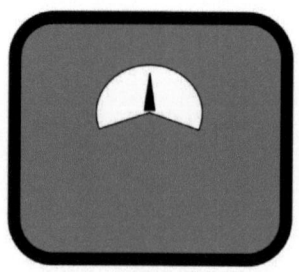

Thomas Budwig

Abnehmen - einfach, praktikabel, effektiv

7 einfache Regeln statt komplizierter Diäten

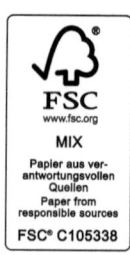

Die deutsche Nationalbibliothek verzeichnet diese Publikation in der deutschen Nationalbibliographie; detaillierte bibliographische Daten sind im Internet über dnb.dnb.de abrufbar.

Herstellung und Verlag
BoD – Books on Demand, Norderstedt
ISBN: 9783751923231

Inhaltsverzeichnis

Vorwort

Die üblichen Diäten, die in Büchern oder Zeitschriften empfohlen werden, sind bestimmt logisch hergeleitet und im Großen und Ganzen sinnvoll aufgebaut. Dennoch funktionieren Sie in der Praxis meistens nicht. Entweder sind sie zu kompliziert, um sie in einen normalen Alltag einzubinden oder sie erfordern ständig zu große Willensanstrengungen, um sie durchzuhalten. In beiden Fällen wird man solchen Diäten nicht lange treu bleiben.

Wenn man jedesmal aufwendig kochen, sich ständig auf gewisse Produkte beschränken oder irgendeinem komplizierten Punktesystem folgen muss, wird man einer Diät schnell überdrüssig. Spätestens, wenn man dann auch noch feststellt, dass sich die jeweilige Diät weder in der Kantine, noch bei Einladungen oder Veranstaltungen umsetzen lässt, wird sie meistens endgültig aufgegeben.

Im Gegensatz zu den üblichen Diäten verlangt die hier beschriebene Methode der - sieben einfachen Regeln - von Ihnen nicht, dass Sie irgendwelche Diätvorgaben exakt einhalten müssen. Sondern sie beschreibt ein Idealverhalten im Bereich der Ernährung, der Essgewohnheiten und der körperlichen Aktivität, an dem Sie sich orientieren können.

Das lässt Ihnen viel Spielraum in der Umsetzung und ermöglicht es Ihnen, das System der sieben Regeln auf Ihre ganz persönliche Situation optimal anzupassen. Sie bestimmen dabei immer selbst, wie eng Sie sich an diese Regeln halten und wie weit Sie sich dem hier beschriebenen Idealverhalten annähern wollen. Allerdings bestimmen Sie damit auch, wie schnell Sie Erfolge haben und wie viel Sie abnehmen werden.

Im Wesentlichen basiert das ganze System darauf, Ihr Ess- und Bewegungsverhalten in kleinen Schritten so zu verändern, dass Sie dabei abnehmen, ohne einem starren Diätplan folgen zu müssen.

Schon wenn Sie damit beginnen, über diese Regeln nachzudenken und dabei kritisch beurteilen, wie Ihre Essgewohnheiten heute aussehen, haben Sie bereits den ersten Schritt getan, um Ihr Essverhalten und Ihre Ernährungsgewohnheiten zu ändern. Je mehr Sie sich dann darauf einlassen, Ihre Ess- und Ernährungsgewohnheiten langsam aber stetig nach dem Idealbild der sieben hier beschriebenen Regeln auszurichten, desto mehr werden Sie sehen, wie Sie auch ohne komplizierte Diäten oder Punktesysteme abnehmen können.

Eliminieren Sie die Gewohnheiten, die dick machen

Gewohnheiten bestimmen unser Leben

Ein Großteil unseres Tagesablaufs besteht aus Gewohnheiten und Routinen. Das ist per se nicht schlecht, sondern erleichtert unser Leben ganz erheblich. Ohne die automatisierten Handlungsabläufe, die wir üblicherweise Gewohnheiten nennen, müssten wir uns den ganzen Tag überlegen, wie wir dies oder jenes tun und in welcher Reihenfolge wir es tun. Das würde eine Unmenge von banalen Entscheidungen erfordern, die nicht wichtig sind, aber dennoch unsere Aufmerksamkeit ständig binden und unser Gehirn beschäftigen würden.

Da unser Gehirn aber ökonomisch und energieeffizient arbeitet, nimmt es uns viel von dieser Gedankenarbeit ab, indem es uns in ähnlichen Situationen stets gleich reagieren lässt. So müssen wir nicht immer ausgiebig darüber nachdenken, wo wir unseren Autoschlüssel oder unsere Brille hinlegen, wenn wir sie gerade nicht brauchen. Und wir müssen auch nicht jedes Mal von neuem überlegen, welchen Weg wir von der Arbeitsstätte nach Hause nehmen oder in welcher Reihenfolge wir unsere Abendtoilette erledigen.

Ohne dass wir es bewusst wahrnehmen, laufen diese Dinge in unserem Leben meist gleich ab. Denn wir folgen einfach Gewohnheiten. Oft können wir bei solchen Gewohnheiten nicht einmal sagen, warum wir sie uns genau so und nicht anders angewöhnt haben oder seit wann wir so eine Gewohnheit besitzen.

Im Falle des Nachhauseweges oder der Abendtoilette könnten wir sicher auch ohne solche festen Routinen leben. Aber es spart eben Gedankenarbeit, wenn man nicht immer wieder von neuem überlegen muss, ob man zuerst den Pyjama anzieht und dann die Zähne putzt oder umgekehrt. Außerdem haben sich viele Routinen gerade deshalb gebildet, weil sich ein bestimmter Ablauf als zweckmäßig erwiesen hat und deshalb immer in gleicher Weise wiederholt wurde und sich so verfestigt hat.

Darüberhinaus geben uns Gewohnheiten Verhaltens- und Handlungssicherheit und vermitteln uns das Gefühl von Kontrolle. Sie sind das Gerüst eines organisierten und geregelten Alltags. Außerdem laufen Handlungsketten, die zur Gewohnheit geworden sind, schneller und sicherer ab, als Tätigkeiten, bei denen wir jedesmal aufs Neue überlegen müssen, wie wir sie ausführen. Daher haben sich Gewohnheiten im Alltag bewährt und sind ein fester Bestandteil unserer Verhaltensweisen. Ein Leben ohne Gewohnheiten wäre weder sinnvoll noch anzustreben.

Aber nicht alle Gewohnheiten sind nützlich und erleichtern uns das Leben. Manche Gewohnheiten sind einfach unsinnig und sparen weder Denkarbeit, noch machen sie uns das Leben leichter.

So schleppen manche Menschen jeden Tag eine Laptop-Tasche oder einen Aktenkoffer mit ins Büro, ohne jemals diese Tasche zu öffnen. Es ist einfach zur Gewohnheit geworden, eine Tasche mitzunehmen. Und dies ohne, dass es irgendeinen Sinn machen würde oder irgendwie von Vorteil wäre. Wenn man allerdings über Jahre immer eine Tasche dabei hat, fühlt man sich plötzlich unwohl, wenn man ohne Tasche aus dem Haus geht.

Manche Gewohnheiten sind aber nicht nur unsinnig, sondern wirken sich auch ausgesprochen negativ aus oder bereiten sogar Probleme. Das kann jeder bestätigen, der schon einmal versucht hat, mit dem Rauchen aufzuhören. Denn beim Rauchen ist es nicht nur die körperliche Abhängigkeit vom Nikotin, die einem das Aufhören so schwer macht, sondern auch ein ganzes Bündel von Gewohnheiten, die ein Raucher mit der Zeit entwickelt und die fest in seinem Leben integriert sind. Bei dem Versuch, mit dem Rauchen aufzuhören, ist die Überwindung dieser Gewohnheiten oft mindestens genauso schwierig, wie der Umgang mit der körperlichen Abhängigkeit vom Nikotin. Denn hat man sich erst einmal angewöhnt, bestimmte Situationen oder Handlungen mit dem Rauchen zu verbinden, lösen diese Handlungen oder Situationen irgendwann ganz automatisch das Verlangen nach einer Zigarette aus. Dann haben sich feste Gewohnheiten für den Nikotingenuss in unserem Leben etabliert.

Viele dieser suchtartigen Gewohnheiten fangen zunächst ganz harmlos an und verfestigen sich dann immer mehr, bis sie zu einem regelrechten Zwangsverhalten werden. Das kann am Anfang die Zigarette sein, die man gelegentlich an der roten Ampel aus Langeweile ansteckt oder die Zigarette die man immer wieder einmal geraucht hat, um die Zeit zu überbrücken, bis der Computer hochgefahren ist. Mit der Zeit verbindet sich aber das Ereignis „an der roten Ampel halten" oder „Warten auf die Betriebsbereitschaft des PC" mit der Tätigkeit „Anzünden der Zigarette". Außerdem empfindet der Raucher das Rauchen auch als angenehmer, als die lästige Warterei vor der Ampel oder vor dem Computer. Man verbindet also einen Auslöser mit einer Handlung und empfindet die Handlung selbst als eine Art Belohnung. So lernt unser Unterbewusstsein, dass diese Dinge zusammengehören und formt daraus eine Gewohnheit, die man so leicht nicht wieder los wird.

Ähnlich sieht es mit unseren Essgewohnheiten aus. Wann, was und wie wir essen, ist meist nicht das Ergebnis einer bewussten Entscheidung oder eines rein körperlichen Hungergefühls, sondern die Umsetzung von Gewohnheiten, die wir uns über Jahre rund um das Essen und Naschen angeeignet haben.

Ob wir sofort nach dem Einschalten des Fernsehers nach den Chips oder nach irgendwelchen Süßigkeiten greifen, ob wir beim Kochen schon soviel „probieren", dass wir davon eigentlich so nebenbei satt werden oder ob wir beim Frühstück die Zeitung lesen, sind nichts anderes als Gewohnheiten. Es sind keine bewussten Entscheidungen und es sind keine körperlichen Bedürfnisse, die in diesen Fällen das Essen auslösen. Es sind Verhaltensweisen, die wir uns angewöhnt haben, von denen wir meist nicht wissen, wie sie entstanden sind und die wir uns ganz schwer wieder abgewöhnen können.

Da es rund um das Essen sowohl positive, als auch negative Angewohnheiten gibt, ist nicht die Tatsache an sich, dass unser Essverhalten zu einem großen Teil durch Gewohnheiten bestimmt wird, das eigentliche Problem, sondern die Tatsache, dass die meisten dieser Essgewohnheiten als negativ einzustufen sind. Jedenfalls, wenn man sie unter dem Gesichtspunkt unserer Gewichtsprobleme betrachtet.

Gewohnheiten machen dick

Unser Essverhalten hat einen wesentlichen Einfluss darauf, ob wir Probleme mit unserem Gewicht haben oder nicht. Denn in den wenigsten Fällen ist unsere Art zu essen oder die Menge, die wir zu uns nehmen, von rationalen Gedanken oder von bewussten Entscheidungen bestimmt. Stattdessen folgen wir einfach den Gewohnheiten, die wir uns über die Jahre hinweg angeeignet haben. Und die führen meist dazu, dass wir zu viel, zum falschen Zeitpunkt oder das Falsche essen.

Wer sich erst einmal angewöhnt hat, am Frühstückstisch zur Zeitung zu greifen, hat schon morgens den Grundstein für ein bisschen Übergewicht gelegt.

Selbstredend ist es nicht die Tätigkeit des Lesens an sich, die sich negativ auf unsere Figur auswirkt. Aber darum geht es hier auch gar nicht. Denn nicht das Lesen selbst ist das Problem, sondern das Lesen während der Einnahme des Frühstücks. Denn derartige Beschäftigungen, wie das Lesen, ziehen sehr viel Aufmerksamkeit auf sich, die wir dann nicht mehr auf das Wesentliche des Frühstücks, nämlich das Essen, verwenden können. Folglich essen wir, ohne uns voll bewusst zu sein, was wir essen und wie wir essen. Wir tun es eben so nebenbei und mit geringer Aufmerksamkeit.

Gerade diese Aufmerksamkeit dem Essen gegenüber, ist aber einer der Auslöser, die während oder kurz nach dem Essen ein nachhaltiges Sättigungsgefühl herbeiführen. Essen wir ohne die nötige Aufmerksamkeit, fehlt dieser Auslöser und wir werden später satt und das Sättigungsgefühl hält nicht solange an, wie beim bewussten, konzentrierten Essen. Daher essen wir mehr und sind auch schneller wieder hungrig, wenn wir beim Essen die Aufmerksamkeit auf andere Tätigkeiten lenken, als auf das Essen selbst. Als Folge nehmen wir dann jeden Tag ein paar Kalorien mehr zu uns, als wir es getan hätten, wenn wir bei jeder Mahlzeit unsere volle Aufmerksamkeit auf das Essen gerichtet hätten.

Natürlich führt eine einzelne solche Gewohnheit, wie das Lesen der Zeitung beim Frühstück, alleine noch nicht zu einer unkontrollierten und maßlosen Gewichtszunahme, aber es leistet dazu einen kleinen Beitrag. Trotzdem wäre diese Gewohnheit für sich genommen noch eine erlässliche Sünde, die man irgendwie anders kompensieren könnte. Aber es ist in den meisten Fällen eben nicht die einzige Situation, in der wir uns nicht ausschließlich auf das Essen konzentrieren.

Wer beim Frühstück die Zeitung liest, hat vermutlich schon verlernt, sich mehrmals täglich auf das Essen zu konzentrieren und erledigt das Essen häufiger so nebenbei. Dann ist es nicht nur das Frühstück mit der Zeitung, sondern auch die Pizza, die man isst, während man die Emails beantwortet oder der Burger, den man im Auto zu sich nimmt. Immer gibt es gute Gründe dafür so zu essen. Aber am Ende werden all diese Verhaltensweisen zu Gewohnheiten, die sich verfestigen und zu einer erhöhten Kalorienzufuhr führen.

Leider ist dieses unbewusste Essen, während wir mit etwas anderem beschäftigt sind, nicht die einzige schlechte Gewohnheit, die es uns so schwer macht, unser Gewicht zu halten oder abzunehmen. Wenn wir unseren Tagesablauf ehrlich durchforsten, werden wir noch eine Vielzahl anderer Gewohnheiten finden, die dazu führen, dass wir zunehmen oder partout nicht abnehmen können. Und die Summe dieser Gewohnheiten führt dann dazu, dass wir über den ganzen Tag viele kleine und größere Ernährungssünden begehen, die sich dann über die Jahre als Pfunde auf den Hüften und an anderen Körperstellen niederschlagen. Es ist nicht die einmalige Handlung und das einmalige Fehlverhalten, die uns von der Traumfigur wegführen, sondern das permanente Fehlverhalten, das auf unseren negativen Essgewohnheiten beruht.

Welche Gewohnheit ist Ihr Problem?

Um negative Gewohnheiten zu verlernen oder durch positive Gewohnheiten zu ersetzen, muss man zuerst einmal wissen, welche Gewohnheiten man sich über die Jahre angeeignet hat und von welchen dieser Gewohnheiten man sich besser verabschieden sollte. Dazu ist es zunächst einmal erforderlich, sein eigenes Verhalten, sofern es das Essen betrifft, einmal gründlich zu durchleuchten. Das kann man tun, indem man einige Tage Revue passieren lässt und dabei genau erfasst, wann, warum und in welchem Zusammenhang wir gegessen oder getrunken haben. Als Hilfestelllung, nach was wir suchen, ist hier eine kleine Liste von Gewohnheiten, die ernährungstechnisch eindeutig als negativ eingestuft werden müssen und dennoch weit verbreitet sind:

- Einnehmen der Mahlzeiten, während wir anderen Tätigkeiten nachgehen (Zeitung lesen, Fernsehen etc.),
- Essen im Stehen in der Küche,
- Essen als reine Nahrungsaufnahme (Fastfood, Imbissstand, Fertigprodukte),
- nebenbei essen, während des Kochens,
- schnelles Essen, bei dem wir eine ganze Mahlzeit in zehn Minuten oder weniger verzehren,
- schnelles runter schlucken der Bissen, ohne ausreichend zu kauen,
- grundsätzlich den Teller leer essen, auch wenn wir schon satt sind,
- Aufessen der Reste der Kinder oder des Partners,
- unkontrolliertes Nachnehmen bei Tisch, statt einen Teller liebevoll fertig zu machen und nur diesen zu essen,
- Naschen und Knabbern während des Fernsehens,
- der Schokoriegel, den wir in der Kantine ganz automatisch zum Kaffee aufs Tablett legen,
- Essen von Joghurt, Müsli etc. mit einem großen Löffel,
- benützen von Fertigprodukten beim Kochen,
- der Schokorigel oder das Stück Kuchen bei Frust und Langeweile,
- nehmen von kalorienhaltigen Zusatzprodukten zu bestimmten Gerichten (Majonäse zu Pommes frites, Aioli zur Pizza etc.),

- Kalorienhaltige Getränke, wie Softdrinks, Bier, Fruchtsaft zu jeder Mahlzeit,
- der Nachtisch, der zum satt werden eigentlich nicht nötig wäre,
- die Kekse bei der Besprechung.

Diese Aufzählung negativer Gewohnheiten ist sicher nicht vollständig und kann es auch nie sein. Dazu sind unser Lebensstil und unsere Essgewohnheiten einfach zu unterschiedlich. Aber die Liste gibt Ihnen bestimmt einen ersten Anhalt, wonach Sie suchen müssen.

Um systematisch zu suchen, empfiehlt es sich ohnehin, einige Tage eine Art Tagebuch zu führen. Halten Sie darin genau fest, wann Sie etwas gegessen haben, wie viel sie gegessen haben und warum Sie es gegessen haben. Vergessen Sie dabei nicht die Getränke und all die kleinen Zusatz-Snacks, die man so nebenbei und oft auch unbewusst zu sich nimmt.

Rechnen Sie dabei keine Kalorien aus, denn hier geht es nicht um den Energiehaushalt, sondern um Gewohnheiten. Vor allem geht es aber darum, sich einmal darauf zu konzentrieren, warum wir essen. Ist es wirklich physischer Hunger oder einfach Appetit auf etwas Bestimmtes. Oder wissen Sie gar nicht, warum Sie jetzt das oder jenes gegessen haben.

Sind Sie bei diesen Aufzeichnungen ehrlich, betrügen Sie sich nicht selbst und versuchen Sie einmal tief in sich und ihre Motive zum Essen zu blicken.

Wie Gewohnheiten entstehen

Wenn man erkannt hat, welche negativen Gewohnheiten man sich angeeignet hat und wie sich diese Gewohnheiten auf die eigene Figur auswirken, liegt es nahe, sich Gedanken darüber zu machen, wie man die lästigen Gewohnheiten wieder los wird. Das erfordert zunächst einmal ein Verständnis davon, was Gewohnheiten eigentlich sind, wie sie sich bilden und wie sie sich so hartnäckig in unserem Alltag einnisten können. Danach kann man überlegen, wie man Gewohnheiten ändern kann und wie wir eine existierende Gewohnheit durch eine andere ersetzen können.

Beginnen wir damit zu betrachten, was Gewohnheiten eigentlich sind. Denn Gewohnheiten sind nicht nur einfach Tätigkeiten oder Reihenfolgen von Tätigkeiten, die sich verselbständigt haben, sondern sie haben eine Struktur und folgen einem bestimmten Muster. Meist wird dieses Muster als eine Art Kreis dargestellt, der aus den Elementen Auslösereiz, Routine und Belohnung besteht. Graphisch sieht dieser Gewohnheitskreis so aus:

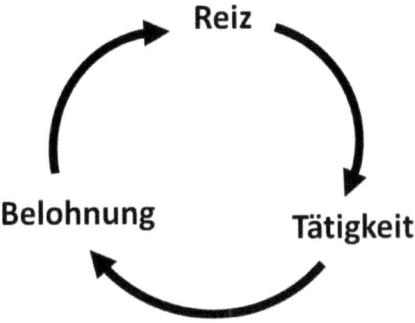

Wie diese einzelnen Elemente zusammenwirken, kann man am besten an einem Beispiel verdeutlichen. Nehmen wir dazu an, jemand hat sich angewöhnt zum Fernsehen immer eine Schale Erdnüsse auf den Wohnzimmertisch zu stellen und diese beim Fernsehen zu verzehren. Dann ist das Einnehmen des Platzes vor dem Fernseher oder das Einschalten des Fernsehgerätes der Auslösereiz. Das Holen oder Bereitstellen der Erdnüsse ist die Routine und das Essen der Erdnüsse die Belohnung.

Wenn wir das einige Male wiederholt haben, wird dieser Ablauf zur Gewohnheit. Dann werden wir jedes Mal, wenn wir den Fernseher einschalten, ein Verlangen nach den Erdnüssen oder ähnlichen Snacks verspüren. Je öfter wir diesem Verlangen nachgeben und die Belohnung genießen, desto mehr wird sich diese Gewohnheit verfestigen. Der Griff zu den Erdnüssen ist dann nicht mehr das Ergebnis einer bewussten Entscheidung oder eines physiologischen Hungergefühls, sondern die erlernte Reaktion auf den Auslösereiz „Fernseher einschalten". Wiederholen wir das dann monate- oder sogar jahrelang, hat sich die Gewohnheit soweit verfestigt, dass es zunehmend schwerer fällt, beim Fernsehen auf die Erdnüsse oder andere Knabbersachen zu verzichten.

Zu wissen, dass wir gar keinen Hunger haben können, weil das Abendessen erst 30 Minuten zurückliegt oder sich vorzunehmen, auf die paar hundert Kilokalorien heute zu verzichten, nützt da wenig. Erlernte Routinen sind tief in unserem Unterbewusstsein verankert und das lässt sich durch ein paar vernünftige Argumente nicht beeindrucken.

Wenn wir so eine fest etablierte Gewohnheit ändern wollen, müssen wir anders vorgehen. Wir müssen zunächst einmal akzeptieren, dass der Mensch nach dem oben beschriebenen Muster Gewohnheiten bildet und wir müssen versuchen, diesen Kreislauf aus Auslösereiz, Routine und Belohnung zu durchbrechen.

Wie man Gewohnheiten wieder los wird

Um Gewohnheiten zu ändern, kann man grundsätzlich an jeder Stelle des Gewohnheitszirkels ansetzen. Was im Einzelfall der sinnvollste Ansatzpunkt ist, hängt sowohl von der Art der Gewohnheit, als auch vom gesamten Umfeld ab, in das die Gewohnheit eingebettet ist.

Nehmen wir wieder das Beispiel des Knabberns vor dem Fernseher. Hier stellt sich als erstes die Frage, was ist der eigentliche Auslösereiz. Ist es das Einschalten des Fernsehgeräts, ist es die Einnahme der abendlichen Freizeitposition auf der Couch oder ist es der Zeitpunkt des Fernsehens. Wenn es die Einnahme der Couch-Position oder der übliche Zeitpunkt des Fernsehens ist, kann man am Auslösereiz leicht etwas ändern. Man kann sich z.b. einen Stuhl holen und somit die Einnahme der Couch-Position vermeiden oder man kann das Fernsehen auf einen anderen Zeitpunkt legen und damit die Routine durchbrechen. Keine Angst, Sie müssen jetzt nicht den Rest Ihres Lebens auf die bequeme Couch oder Ihre Lieblingssendung verzichten. Aber Sie sollten es solange tun, bis Sie diese Gewohnheit abgelegt haben.

Wenn der Auslösereiz aber im Einschalten des Fernsehgerätes liegt, kann man den natürlich nicht so leicht ändern, da man ja in Zukunft nicht generell auf das Fernsehen verzichten will. Bestimmt auch nicht kurzzeitig. In diesem Fall muss man dann an der Routine oder der Belohnung etwas ändern. Wobei es bei dieser Gewohnheit gar nicht so einfach ist, zwischen Routine und Belohnung zu unterscheiden, da das Bereitstellen und Essen der Erdnüsse hier die Routine darstellen, das Essen der Erdnüsse aber gleichzeitig die Belohnung ist.

Man kann hier z.B. statt Erdnüssen oder Chips Sellerie, Karottenstreifen oder irgendein Obst auf den Tisch stellen und das Essen dieser gesünderen Alternative als Belohnung nutzen. Wenn man das Obst beim Fernsehen erst schälen muss, hat man damit sogar eine neue Routine geschaffen, die durch das Essen des Obstes belohnt wird. So kann man aus der alten negativen Gewohnheit eine neue positive schaffen. Noch besser ist es allerdings, wenn man als Routine und Belohnung kein Essen, sondern irgendeine manuelle Beschäftigung anbietet, wie z.b. Stricken, einen Gummiball kneten oder am I Pad Patiencen zu legen. Wichtig in diesem Zusammenhang ist es auch die Versuchungsschwelle möglichst hoch zu halten. Also die Erreichbarkeit von Erdnüssen oder Chips möglichst schwierig zu gestalten. Am besten hat man diese Kalorienträger gar nicht zu Hause. Wenn doch, dann sollten sie gut weggeräumt und auf jeden Fall nicht sichtbar oder schnell erreichbar sein.

Ein anderes Beispiel für eine negative Gewohnheit ist das Aufessen von Resten der Kinder oder des Partners. Frei nach dem Motto, nur nichts verkommen lassen. Hier ist der Auslösereiz der Rest an Speisen, der auf dem Teller liegengeblieben ist. Diesen Reiz kann man beseitigen, indem man sich angewöhnt, immer nur so viel auf einem Teller anzurichten, wie auch mit einiger Sicherheit gegessen wird. Dann fällt der Auslösereiz weg und der Gewohnheitskreislauf ist gleich hier an dieser Stelle unterbrochen. Bleibt aber doch ein Rest, sollten Sie nicht lange warten und die Teller schnell abräumen. Im Lokal kann man die Beendigung des Essens damit signalisieren, dass man das Besteck parallel ablegt und die Serviette auf dem Teller platziert. Ein aufmerksamer Kellner wird dann abräumen.

Auf jeden Fall müssen Sie Tatsachen schaffen, die verhindern oder erschweren, dass Sie in die alte Gewohnheit zurückfallen können. Dann sollten Sie als Belohnung richtig stolz auf sich selbst sein. Schließlich haben Sie es geschafft, eine Gewohnheit zu besiegen und einiges an unnötigen Kalorien zu sparen.

Genießen Sie diesen Stolz und kosten Sie ihn aus. Beim nächsten Mal fällt es dann schon leichter, die Reste wegzuwerfen oder im Restaurant zurückgehen zu lassen. Und irgendwann haben Sie die negative Gewohnheit überwunden.

Wenn Sie als negative Gewohnheit identifiziert haben, dass Sie zu schnell und hastig essen, können Sie auch diese Gewohnheit ändern, indem Sie am Gewohnheits-Kreislauf ansetzen. Wenn Sie z.B. üblicherweise in der Küche essen, vermeiden Sie einfach diesen Auslösereiz, decken Sie auch für sich allein etwas aufwendiger im Wohn- oder Esszimmer und verbinden Sie diesen neuen Auslösereiz mit der Routine bewusst langsam zu essen und bewusst sorgfältig zu kauen. Machen Sie kleine Pausen zwischen den einzelnen Bissen und legen Sie auch einmal das Besteck zur Seite. Als Belohnung konzentrieren Sie sich auf alle Nuancen des Geschmacks des Gerichtes, das Sie gerade essen. Ersetzen Sie den Genuss des schnellen hastigen Essens, durch den Genuss der vielen Geschmacksnuancen die Sie in jedem Happen entdecken. Lernen Sie zu genießen.

Grundsätzlich können Sie bei allen negativen Gewohnheiten, die Sie bei sich selber festgestellt haben, so verfahren. Gehen Sie dabei nach folgendem Schema vor:

- Identifizieren Sie bei jeder Gewohnheit, die Sie ändern wollen, den Auslösereiz, die Routine und die Belohnung.
- Überlegen Sie, welchen der drei Faktoren Sie am leichtesten ändern können.
- Suchen Sie einen positiven Ersatz für den Faktor, den Sie ersetzen wollen.
- Bilden Sie eine neue Gewohnheit und üben Sie diese ein.
- Unterstützen Sie das Erlernen der neuen Gewohnheit, indem Sie sich den Ablauf der neuen Gewohnheit über den Tag verteilt immer wieder geistig vorstellen.

Bedenken Sie dabei, dass Belohnungen nicht immer darin bestehen müssen, etwas anderes zu essen. Suchen Sie nach Belohnungen, die nicht im Essen bestehen.

Auch wenn Sie in Ihrem Tagesablauf viele negative Gewohnheiten identifiziert haben, versuchen Sie nicht alle gleichzeitig zu ändern, Konzentrieren Sie sich immer nur auf einige oder vielleicht sogar eine einzige negative Gewohnheit. Bedenken Sie dabei, dass man Gewohnheiten, die sich über Jahre entwickelt haben, nicht in einigen Tagen ändern kann. Studien zu diesem Thema haben gezeigt, dass es einigen Probanden zwar gelungen ist, alte Gewohnheiten in einigen Wochen abzulegen, andere Versuchsteilnehmer aber Monate gebraucht haben. Also wahrscheinlich liegen Sie irgendwo dazwischen.

Essen Sie was satt macht

Hungergefühl und Sättigung

Wir essen normalerweise, wenn wir Hunger verspüren oder wenn wir gerade auf etwas Appetit haben. Durch das Essen stellt sich dann ein Sättigungsgefühl ein, das uns signalisiert, dass wir genug Nahrung zu uns genommen haben, um unsere Lebensfunktionen sicherzustellen. Mit zunehmender Sättigung verspüren wir dann immer weniger Lust noch etwas zu essen, bis wir im Extremfall sogar den Punkt erreichen, an dem wir erst einmal gar nichts mehr essen wollen oder können. Mit der Zeit und mit der zunehmenden Verdauung der aufgenommenen Nahrung, stellt sich dann erneut das Hungergefühl ein, das uns veranlasst wieder etwas zu essen, was dann wieder zur Sättigung führt.

Wie schnell sich dieser Kreislauf wiederholt oder ob er sogar durchbrochen wird, hängt von einer Vielzahl von Faktoren ab. Einer dieser Faktoren, sind die schädlichen Essgewohnheiten aus dem letzten Kapitel, die immer wieder dazu führen, dass wir aus reiner Gewohnheit essen, obwohl wir physiologisch noch gar keinen Hunger haben und unser Energiebedarf mehr als gedeckt ist. Es hängt aber auch davon ab, wie wir essen und wie viel Aufmerksamkeit wir dem Essen widmen. Auch das fällt zum großen Teil noch in den Bereich der negativen Gewohnheiten.

Zu einem ganz erheblichen Teil hängt der Grad der Sättigung, der sich beim Essen einstellt und die Zeitspanne, die vergeht, bis wir wieder Hunger verspüren, aber auch davon ab, was wir essen. Denn nicht alle Lebensmittel lösen das Sättigungsgefühl gleich schnell und intensiv aus und nicht alle Lebensmittel sorgen dafür, dass das Sättigungsgefühl lange anhält.

Wenn es uns gelingt, die Lebensmittel zu identifizieren, die zu einer schnellen Sättigung und einem lang anhaltendem Sättigungsgefühl führen, haben wir den Anfang gemacht. Der entscheidende Durchbruch liegt aber darin, unsere Ernährung langfristig so umzustellen, dass unser individueller Speiseplan möglichst viele dieser Lebensmittel enthält, die schnell und lange satt machen. Dazu ist es zunächst einmal hilfreich, einen Blick darauf zu werfen, was den Hunger auslöst und was uns satt macht.

Die Auslöser von Hunger und Sättigung

Das Verlangen nach Nahrung, das wir gewöhnlich Hunger nennen, entsteht durch eine Vielzahl von Faktoren, die in unserem Körper in komplizierter Weise zusammenwirken. Vieles davon ist schon ganz gut erforscht, aber vieles liegt auch noch im Dunkeln. Dennoch lassen sich einige grundlegende Zusammenhänge und Prinzipien erkennen, die unser Hungergefühl und die Sättigung steuern.

So wissen wir heute, dass die Füllmenge des Magens einer der Regulatoren ist, der das Hunger- oder Sättigungsgefühl auslöst. Genau genommen ist es aber gar nicht die Füllung des Magens selbst, die darüber entscheidet, welche Signale der Magen ans Gehirn sendet, sondern die Rezeptoren in den Magenwänden, die auf Dehnung reagieren. Sie signalisieren unserem Gehirn Sättigung, wenn die Magenwände gedehnt sind und sie signalisieren Hunger, wenn die Wände des leeren Magens nicht mehr gedehnt sind. Daher kann man dem Körper mit einem Schokoladenriegel zwar Energie zuführen, aber satt wird man davon nicht. Höchstens wird man davon dick. Denn die Kalorien des Schokoriegels haben wir ja aufgenommen, auch wenn wir davon nicht satt geworden sind.

Um ein Sättigungsgefühl zu erreichen, muss man schon etwas essen, das geeignet ist, den Magen zu füllen und das einige Zeit im Magen verweilt. Dann stellt sich ein Gefühl der Sättigung ein, das auch einige Zeit anhält.

Der Magen ist aber nicht das einzige Verdauungsorgan, das über Rezeptoren verfügt, die Signale des Hungers oder der Sättigung an unser Gehirn senden. Auch der Darm spielt hierbei eine wichtige Rolle. Allerdings sind hier die Zusammenhänge nicht ganz so einfach wie im Magen, wo es vor allem auf die Dehnung der Wände ankommt. So befinden sich im Dünndarm eine Vielzahl von verschiedenen Rezeptoren, die die chemische Zusammensetzung des Darminhalts analysieren und in Signale ans Gehirn umsetzen. Dazu kommen im Darm noch viele Enzyme und Hormone, deren Ausschüttung Signale erzeugt, die auch noch in Wechselwirkung mit den anderen Rezeptoren treten. So entsteht im Dünndarm ein komplexes System von Rezeptoren und Botenstoffen, das bisher nur zu kleinen Teilen erforscht ist. Trotzdem wissen wir aber mit einiger Sicherheit, welche Nahrungsmittel den Darm zum Aussenden von Sättigungssignalen anregen.

Neben den Verdauungsorganen ist es aber vor allem der Blutzuckerspiegel, der das Gefühl von Hunger und Sättigung auslöst. Ist der Blutzuckerspiegel zu niedrig, heißt das für unseren Körper, dass wir dringend eine Energiezufuhr in Form von Nahrung benötigen. Ist der Blutzuckerspiegel hingegen hoch, signalisiert das unserem Körper, dass wir jetzt keine Nahrung benötigen. Unser Gehirn setzt diese Signale dann in ein Gefühl des Hungers oder der Sättigung um.

Eine besondere Rolle bei der Steuerung von Hunger und Sättigung spielt das Insulin. Es wird von der Bauchspeicheldrüse immer dann ausgeschüttet, wenn der Blutzuckerspiegel ansteigt. Dann wirkt es als Botenstoff und dämpft das Hungergefühl, was grundsätzlich wünschenswert wäre. Das Problem mit dem Insulin ergibt sich aber daraus, dass es noch zahlreiche andere Eigenschaften besitzt. Eine dieser Eigenschaften liegt darin, dass Insulin die Fettverbrennung blockiert. Also eine Funktion, die im Zusammenhang mit dem Abnehmen ausgesprochen unerwünscht ist.

Außerdem sinkt der Insulinspiegel auch wieder, wenn der Blutzuckerspiegel sinkt und das löst wiederum Hunger aus. Vieles deutet darauf hin, dass gerade ein sehr schnell sinkender Insulinspiegel besonders hungeraktivierend wirkt und die sogenannten unkontrollierten Essattacken auslöst. Deshalb ist es wichtig, so zu essen, dass wir Extremschwankungen des Insulinspiegels möglichst vermeiden. Daher sollten wir, vor allem die einfachen Kohlenhydrate, wie Zucker oder Weißbrot, vermeiden und durch komplexe Kohlenhydrate, wie Vollkornprodukte oder Gemüse, ersetzen. Denn gerade die einfachen Kohlenhydrate, wie z.B. Zucker, lassen den Insulinspiegel schnell ansteigen und auch wieder schnell abfallen.

Neben diesen körperlichen Auslösern von Hunger und Sättigung gibt es noch eine ganze Reihe von psychischen Faktoren, die das Gefühl von Hunger oder Sättigung beeinflussen. So spielt es für das Eintreten der Sättigung eine große Rolle, ob wir bewusst oder so nebenbei essen. Denn je mehr wir uns auf das Essen konzentrieren und je mehr Zeit wir uns dafür nehmen, desto nachhaltiger wird uns das Essen satt machen.

In diesem Zusammenhang ist auch das Kauen zu erwähnen. Denn Kauen besteht ja nicht nur aus den Bewegungen des Kiefers, sondern auch aus anderen körperlichen Aktivitäten wie z.B. der Absonderung von Speichel. Deshalb wirkt Kauen auch in verschiedener Weise auf die Entstehung des Sättigungsgefühls aus. Allein schon die Länge des Kauvorganges signalisiert dem Körper, wie viel wir essen und ob wir genug gegessen haben. Dasselbe gilt für die Menge des produzierten Speichels. Tricksen wir unser Unterbewusstsein also ruhig etwas aus, indem wir besonders lang kauen und somit vortäuschen, besonders viel gegessen zu haben.

Allerdings reicht langes Kauen allein natürlich nicht aus, um ein ausreichendes Sättigungsgefühl zu erzeugen. Aber es trägt zumindest dazu bei.

Wie bei allen anderen Faktoren der Sättigung reicht ein Faktor allein nie aus, um uns nachhaltig satt zu machen. Erst das Zusammenspiel aus mehreren Sättigungsfaktoren überzeugt unser Gehirn, dass wir wirklich satt sind. Deshalb wird man auch von zuckerhaltigen Süßigkeiten allein nicht satt, obwohl sie den Blutzuckerspiegel ansteigen lassen. Aber auch ein große Menge klares Wasser macht nicht satt, obwohl es den Magen füllt und so die Dehnungsrezeptoren in den Magenwänden anspricht. Erst die Kombination aus mehren Faktoren macht spürbar und anhaltend satt.

Für uns bedeutet das, Mahlzeiten so zusammenzustellen und so einzunehmen, dass wir möglichst viele Akteure, die das Sättigungsgefühl auslösen, ansprechen und im Sinne einer schnellen und anhaltenden Sättigung beeinflussen.

Lebensmittel, die Satt machen

Eiweiß ein Sattmacher par excellence

Wer wirklich satt vom Tisch gehen will, sollte darauf achten, dass jede Mahlzeit ausreichend Eiweiß enthält. Denn die Gewinnung von Energie aus Eiweiß ist für unseren Körper außerordentlich mühsam und aufwendig. Aus Kohlenhydraten und Fett kann der Körper die Energie, die er braucht, um sich zu bewegen und seine Lebensfunktionen aufrecht zu erhalten, viel einfacher und schneller gewinnen, als aus Eiweiß. Deshalb greift er zur reinen Energiegewinnung immer erst einmal auf die Kohlenhydrate und dann auf die Fette zurück.

Das in der Nahrung enthaltende Eiweiß verwendet der Körper zur Energiegewinnung nur, wenn es gar nicht anders geht. Denn erstens ist das Eiweiß zur Energiegewinnung zu schade, da es der einzige mögliche Baustoff für Reparaturarbeiten und neue Zellen ist, und zweitens, weil Eiweiß im menschlichen Körper nur unter großem Aufwand zu nutzbarer Energie umgewandelt werden kann.

In jedem Fall dauert die Erschließung des Eiweißes bei der Verdauung relativ lange. Außerdem muss der Körper zur Eiweißverdauung erst einmal Energie aufwenden, bevor er daraus nutzbare Energie gewinnen kann. Das führt dazu, dass Eiweiß bei der Verdauung relativ lange im Magen und Dünndarm verweilt und den verschieden Rezeptoren signalisiert, dass der Körper noch mit der Verdauung beschäftigt ist und keine neue Nahrungszufuhr braucht. Für uns bedeutet dies, ein hoher Eiweißanteil in Nahrungsmitteln macht uns lange satt.

Komplexe Kohlenhydrate

Kohlenhydrate bestehen im Prinzip immer aus einem oder mehreren Zucker- oder Saccharid-Molekülen. Stoffe, die aus einzelnen Saccharid-Molekülen bestehen, nennt man normalerweise Monosaccharide oder Einfachzucker. Solche Einfachzucker sind z.B. der Traubenzucker oder der Fruchtzucker. Stoffe deren Moleküle aus zwei Saccharid-Molekülen bestehen, nennt man Disaccharide oder Zweifachzucker. Der Kristall- oder Haushaltszucker ist ein Disaccharid.

Gerade diese relativ einfach aufgebauten Kohlenhydrate schmecken süß und werden daher als Zucker bezeichnet. Kohlenhydrate mit Gruppen von mehr als zehn Saccharid-Molekülen werden Polysaccharide genannt oder auch komplexe Kohlenhydrate. Dazu gehört z.b. die Stärke, aber auch die Cellulose.

Um für den Körper verwertbar zu sein, müssen alle Kohlenhydrate durch die Verdauung zunächst in Monosaccharide, aufgespalten werden. Da dies Zeit braucht und von den Rezeptoren unseres Verdauungsapparates als andauernder Verdauungsprozess wahrgenommen wird, ist klar warum komplexe Kohlehydrate länger satt machen, als weißes Mehl oder Zucker, die relativ schnell erschlossen werden können.

Ballaststoffe

Ballaststoffe bestehen aus besonders langen oder verzweigten Ketten von Saccarid-Molekülen und sind daher besonders schwierig aufzuschließen und in Energie zu verwandeln. Die meisten Ballaststoffe sind vom menschlichen Körper überhaupt nicht energetisch verwertbar. Sie liefern somit auch keine Energie, die im schlimmsten Falle als Fett gespeichert werden könnte. Deswegen sprechen wir hier auch von Ballaststoffen.

In unserem Verdauungstrakt füllen sie nur Magen und Darm, ohne dass sie unseren Kalorienhaushalt belasten. Daneben haben sie auch noch die Eigenschaft, dass sie durch die Aufnahme von Flüssigkeit aufquellen und so das Volumen der Magen- oder Darmfüllung vergrößern. Was wiederum eine sättigende Wirkung hervorruft. Wichtig ist daher immer, dass man bei ballaststoffreicher Ernährung genügend trinkt. Vor allem dann, wenn man Speisen, wie Müsli, Joghurt oder Quark mit zusätzlichen Ballaststoffen anreichert, darf man nicht vergessen, ausreichend zu trinken. Andernfalls fehlt den Ballaststoffen die Flüssigkeit zum Aufquellen und sie können sogar verklumpen.

Volumen mit wenig Kalorien

Ein Kriterium mit dem man Nahrungsmittel beschreiben kann, ist deren Energiedichte. Darunter versteht man die Menge an Energie, also an Kalorien, die ein bestimmtes Nahrungsmittel pro Gewichts- oder Volumeneinheit besitzt.

So hat z.B. eine Salatgurke ca. 10 kcal pro 100 g. Vollmichschokolade hat hingegen ca. 500 kcal pro 100 g und daher die deutlich höhere Energiedichte (beide Werte abgerundet). Die Schokolade hat somit eine ca. 50 mal höhere Energiedichte als die Gurke. Da die Schokolade aber garantiert nicht 50 mal so satt macht als die Gurke, liegt es auf der Hand, welches Lebensmittel man bevorzugen sollte, wenn man trotz geringer Kalorienaufnahme satt werden will.

Ersetzen Sie z.B. eine Portion Pommes frites mit 300 kcal durch eine Portion leicht angemachten Gurkensalat mit 50 kcal, haben Sie eine Beilage mit sättigendem Volumen, aber wenigen Kalorien.

Sättigende Konsistenz

Ob uns bestimmte Gerichte satt machen oder nicht, hängt auch stark von der Konsistenz der jeweiligen Nahrungsmittel ab. Gerade weiche, leicht gleitende Nahrungsmittel, die man ohne zu kauen schlucken kann, machen nicht besonders gut satt. Während trockene, feste Lebensmittel, die man intensiv kauen muss, schneller sättigen.

Deshalb ist es für die meisten Menschen auch kein Problem, nach einer ausgiebigen Mahlzeit eine Portion Eiscreme oder eine lockere Sahneschnitte als Nachtisch zu essen, während wir uns ein weiteres Schnitzel oder eine zusätzliche Portion Gemüse da schon eher verkneifen. Wahrscheinlich würden wir es nach einer üppigen Mahlzeit auch gar nicht mehr wollen. Aber ein leichter und doch recht kalorienreicher Nachtisch geht immer.

Wenn Sie schnell und nachhaltig satt werden wollen, müssen Sie sich also auf Lebensmittel konzentrieren, die fest, trocken und intensiv zu kauen sind. Also Vollkornbrot statt Brötchen und trockener Magerquark statt Sahnedessert.

Das Glas Wasser vorweg

Wasser macht alleine nicht satt. Von all den vielen Rezeptoren, die unserem Gehirn Sättigung signalisieren, spricht es nur diejenigen an, die auf Dehnung der Magenwände reagieren. Das reicht aber nicht aus, um davon satt zu werden, da erst das Zusammenspiel der verschiedenen Rezeptoren zu einem echten Sättigungsgefühl führt.

Vor dem Essen ein Glas Wasser zu trinken, kann aber zum Gesamtprozess der Sättigung einen wertvollen Beitrag leisten. Denn wenn durch das darauf folgende Essen alle anderen Rezeptoren angesprochen werden, braucht die kalorienreiche Nahrung die Dehnungsrezeptoren weniger stark anzusprechen, wenn sich das Volumen von einem Glas Wasser schon im Magen befindet, wenn wir anfangen zu Essen.

Das kann helfen, das Sättigungsgefühl früher zu erreichen und weniger zu essen.

Am besten ist es, man macht es zu einer richtigen Gewohnheit ca. 10 Minuten vor jeder Mahlzeit ein Glas Wasser zu trinken. Ob man dazu stilles oder kohlensäurehaltiges Wasser nimmt, ist eigentlich egal. Wobei das kohlensäurehaltige Wasser füllender wirkt. Allerdings raten viele Ernährungsexperten aus anderen Gründen, wie der besseren Verträglichkeit, zum stillen Wasser. Letztlich ist es aber wohl eine Geschmacksfrage, welches Wasser man bevorzugt.

Meiden Sie leere Kalorien

Was sind leere Kalorien

Eigentlich ist der Begriff „Leere Kalorien" sehr missverständlich. Suggeriert er doch irgendwie, es handle sich dabei um Kalorien, die leer sind, also keine Energie liefern und somit auch nicht dick machen. Das ist aber falsch und irreführend. Denn nach üblichem Sprachgebrauch bestehen Nahrungsmittel mit leeren Kalorien nur aus energiehaltigen Komponenten, wie einfachen oder kurzkettigen Kohlenhydraten und Fetten. Sie besitzen aber keine anderen Nährstoffe, wie Vitamine, Mineralien, Nukleinsäuren oder Ballaststoffe. Daher taugen sie zwar, als kurzfristige Energielieferanten, haben aber ansonsten viele ernährungstechnische Nachteile.

Im Extremfall führt eine überwiegende Ernährung mit solchen Lebensmitteln zu Mangelerscheinungen oder Krankheiten, die auf einer Unterversorgung an vitalen Nährstoffen beruhen. Auf jeden Fall führt es aber zu Übergewicht, wenn solche Nahrungsmittel einen zu großen Anteil an unserer Ernährung ausmachen. Denn zu viele leere Kalorien führen uns zwar ausreichend Energie zu, machen aber nicht nachhaltig satt. Solange wir aber nicht satt sind, besteht immer die Gefahr, dass wir mehr essen, als es unserem wirklichen Energieverbrauch entspricht. Es deutet vieles darauf hin, dass Lebensmittel, die nur aus Kalorienträgern, nicht aber aus Vitaminen, Mineralien und Ballaststoffen bestehen, nicht alle Rezeptoren ansprechen, die in unserem Gehirn das Gefühl von Sättigung auslösen. Folglich signalisieren die Rezeptoren unserem Gehirn, dass die Nahrungsaufnahme noch nicht beendet werden sollte. Was sich im Ausbleiben des Sättigungsgefühls ausdrückt.

Wer also überwiegend Lebensmittel, die aus leeren Kalorien bestehen, zu sich nimmt, wird oft hungrig sein und mehr essen, als er oder sie wirklich bräuchte, um den tatsächlichen Energiebedarf zu decken.

Unglücklicherweise haben Lebensmittel mit leeren Kalorien in unserer heutigen Ernährung einen breiten Raum eingenommen. Weißbrot, Fertigprodukte, Süßigkeiten, Limonaden und Fastfood sind für viele von uns nicht mehr nur gelegentliche Ernährungssünden, sondern wesentlicher Bestandteil des täglichen Lebensmittelportfolios. Das ist nicht zufällig geschehen, sondern steht im engen Zusammenhang mit unserer geschmacklichen Orientierung und unserer Lebensweise. Gerade Lebensmittel mit vielen leeren Kalorien oder Kombinationen solcher Lebensmittel schmecken sehr vielen Menschen besser, als die gesünderen Alternativen. Man kann sich darüber streiten, ob das nur eine bequeme Anpassung unseres Alltagsgeschmacks ist oder ob es zu unserem genetischen Erbe aus der Urzeit gehört, dass wir die schnellen Energielieferanten den gesünderen Alternativen vorziehen. Aber Tatsache ist es nun einmal, dass viele Menschen das leckere Sonntagsbrötchen der gesünderen Scheibe Vollkornbrot vorziehen und dass Pizza und Burger einfach beliebter sind, als Rohkostsalate und Gemüse. Aber gerade in diesen leckeren Versuchungen aus dem Fastfood und Weißbrot Sortiment stecken leider auch die meisten leeren Kalorien.

Wenn wir jedoch abnehmen oder unser Gewicht halten wollen, müssen wir den Anteil von Lebensmitteln mit leeren Kalorien vermindern oder noch besser, möglichst alle diese Lebensmittel von unserem Speiseplan verbannen. Das heißt wir müssen alle Lebensmittel meiden, die ausschließlich oder überwiegend aus folgenden Komponenten bestehen und kaum andere Nährstoffe, wie Vitamine, Ballaststoffe oder Mineralien enthalten:

- Einfache Kohlenhydrate (insbesondere Zucker)
- Schlechte Fette

- Alkohol
- Bestimmte Arten von Stärke (weißes Mehl)

Um zu verstehen warum diese Komponenten von Lebensmitteln dem Abnehmen so abträglich sind, wird deutlich, wenn man sie etwas genauer zu betrachtet.

Einfache Kohlenhydrate

Kohlenhydrate sind einer der wichtigsten Energiequellen in unserer Nahrung. Um aber die Energie in den verschiedenartigen Kohlenhydraten zu nutzen, muss unser Körper die größeren Kohlenhydrate erst einmal in Glukosemoleküle aufspalten bzw. umwandeln. Das ist bei komplexen Kohlenhydraten relativ aufwendig und dauert auch einige Zeit, da die langen und oft verzweigten Molekülketten der komplexen Kohlenhydrate erst einmal zerlegt werden müssen.

Bei einfachen Kohlenhydrate, wie Trauben-, Kristall- oder Fruchtzucker geht das mit viel weniger Aufwand und sehr schnell, denn sie liegen ja von Haus aus schon in der Form von Einfach- oder Doppelzuckern vor. Dadurch kann der Körper die Energie der einfachen Kohlenhydrate sehr schnell verfügbar machen und nutzen.

Das ist für den Körper zunächst einmal von Vorteil, denn die Energiegewinnung ist eines der wesentlichen Ziele unseres Stoffwechsels. Und frische Energie in Krisenlagen schnell verfügbar zu haben, ist eine unserer biologischen Überlebensstrategien. Aber dieser scheinbare Vorteil der einfachen Kohlenhydrate ist heute nur mehr in Ausnahmesituationen, wie beim Marathonlauf oder beim Radrennen von Bedeutung. Im Alltag führen wir dem Körper eher zu viel, als zu wenig energiereiche Nahrung zu.

Ein akutes Energiedefizit, das mit der Zufuhr von Traubenzucker oder ähnlichen Turbo-Kohlenhydraten ausgeglichen werden müsste, tritt im Leben der meisten Menschen kaum auf. Trotzdem bestehen viele unserer Lebensmittel aus diesen einfachen Kohlenhydraten oder aus Stärke.

Das wäre nicht sonderlich problematisch, wenn die schnelle Bereitstellung von Energie nicht auch einige Nebenwirkungen hätte, die leicht zu Übergewicht führen. Denn die schnelle Bereitstellung von Energie durch einfache Kohlenhydrate geht immer einher mit einem Anstieg des Blutzuckerspiegels. Was in Folge auch zu einem schnellen Anstieg des Insulinspiegels führt, da Insulin für die Umsetzung von Zucker in nutzbare Energie notwendig ist.

So schnell, wie der Insulinspiegel aber bei der Aufnahme von einfachen Kohlenhydraten ansteigt, so schnell fällt er auch wieder ab. Und hier liegt das eigentliche Problem. Denn ein abfallender Insulinspiegel signalisiert dem Körper Hunger. Ein sehr schnell abfallender Insulinspiegel kann Heißhungerattacken auslösen.

Schlechte Fette

Fett ist nicht gleich Fett. Zwar haben alle Fette den Nachteil, dass sie pro Gewichtseinheit relativ viel Energie liefern, aber dennoch gibt es ernährungstechnisch gesehen, erhebliche Unterschiede zwischen den verschieden Fettarten in unseren Lebensmitteln. So gibt es tierische und pflanzliche Fette, gesättigte und ungesättigte Fette, Transfette und Öle. Aber vor allem gibt es im Hinblick auf unsere Ernährung gute und schlechte Fette.

Zu den schlechten Fetten hat man früher alle tierischen Fette gezählt, da es sich dabei meistens um gesättigte Fettsäuren handelt. Heute hat man gelernt, dass die Sache ein bisschen komplizierter ist. Dennoch taugt es noch als Faustregel, möglichst wenig tierische Fette und gesättigte Fettsäuren zu sich zu nehmen.

Definitiv zu den schlechten Fetten und Trägern von leeren Kalorien gehören aber die sogenannten Transfette. Sie entstehen z.b. bei der industriellen Härtung von Fetten oder durch starkes Erhitzen, wie es z.b. in der der Friteuse eintritt.

Transfette finden wir aber auch als versteckte Fette in Fertigprodukten, Fastfood und bestimmten Backwaren, wie Keksen oder Croissants. Sie entstehen, wenn die an und für sich guten ungesättigten Pflanzenfette gehärtet oder erhitzt werden. Deshalb sieht man Margarine heute nicht mehr ganz so positiv, wie vor einigen Jahren. Jedenfalls manche Sorten.

Neben diesen schlechten Fetten, gibt es aber auch noch die guten Fette. Dabei handelt es sich überwiegend um einfach oder mehrfach ungesättigte Fettsäuren, wie die Omega 3 oder Omega 6 Fettsäuren. Da diese Fette nicht nur ungesättigt sind, sondern auch zu den essentiellen Fettsäuren gehören, die der Körper nicht selbst herstellen kann, sind sie in Maßen genossen ein wertvoller Bestandteil unserer Ernährung. Man findet sie im Fisch, in Samen und Nüssen, sowie in vielen naturbelassenen pflanzlichen Ölen.

Für den Alltag bedeutet dies, Produkte zu meiden, die Transfette, lang erhitzte Fette und stark aufbereitete Fette enthalten. Sättigende und gesunde Fette in Form von Nüssen, Fisch oder Olivenöl, sollte man grundsätzlich vorziehen und die aufgenommene Fettmenge, wegen ihrer hohen Energiedichte, möglichst gering zu halten.

Alkohol

Alkohol ist in Bezug auf das Abnehmen wahrscheinlich der Stoff, der am negativsten zu bewerten ist. Denn reiner Alkohol enthält wirklich nur leere Kalorien ohne jegliche wertvollen Nährstoffe. Darüber hinaus scheint Alkohol in verschiedenster Weise den Fettabbau zu behindern, so dass er sich auch schon dadurch negativ auf alle Versuche der Gewichtsreduzierung auswirkt. Hinzu kommt, dass Alkohol den Appetit anregt und eine gewisse enthemmende Wirkung hat, was einer disziplinierten Ernährung auch nicht sehr förderlich ist.

Nun trinkt man normalerweise keinen reinen Alkohol. Sondern nimmt ihn in Form von Spirituosen, Wein oder Bier zu sich. Aber auch das macht die Sache nicht viel besser.

Wer abnehmen will oder Probleme hat, sein Gewicht zu halten, sollte Alkohol möglichst ganz meiden oder doch zumindest den Genuss von Alkohol soweit wie möglich einschränken.

Stärke

Stärke liegt als Träger leerer Kalorien irgendwo zwischen den Einfachzuckern und den Vollkornprodukten. Das erklärt sich chemisch aus der Struktur der Stärkemoleküle. Denn im Grunde besteht Stärke aus langen Ketten von aneinandergereihten Zuckermolekülen (Saccharide). Stärke ist also ein langer Mehrfachzucker oder etwas wissenschaftlicher ausgedrückt ein Polysaccharid.

Um die Energie aus der Stärke zu gewinnen, müssen diese Molekülketten im Rahmen der Verdauung erst in ihre Einzelbestandteile, die Zuckermoleküle (Glucose), zerlegt werden. Das kostet Zeit, wodurch der Blutzuckerspiegel nicht sprunghaft, sondern kontinuierlich ansteigt. Was in Bezug auf das eintretende Sättigungsgefühl positiv zu bewerten ist. Außerdem muss der Körper zur Zerlegung der Stärkeketten bestimmte Enzyme ausschütten und Energie aufwenden, was ebenfalls das Eintreten des Sättigungsgefühls begünstigt.

Deshalb ist Stärke im Vergleich zu einfachen Kohlenhydraten, wie z.B. Traubenzucker, in Bezug auf die angestrebte Sättigung positiver zu bewerten. Allerdings bestehen viele Stärkearten nur aus langen, aber unverzweigten, linearen Molekülketten, die relativ leicht aufgespalten werden können. Jedenfalls viel leichter, als die verzweigten Ketten von Vollkornprodukten.

Wir können das gut überprüfen, wenn wir das Innere eines Brötchens etwas länger kauen und im Mund belassen. Dann spalten, die im Speichel enthaltenen Enzyme, die Stärke in Zuckermoleküle auf und es stellt sich ein süßer Geschmack ein.

Anders sieht es aus, wenn wir den Versuch mit Vollkornbrot wiederholen. Hier stellt sich kaum ein süßer Geschmack ein, ganz gleich wie lang wir kauen. Denn die Stärke in Vollkornprodukten ist aus verschiedenen Gründen viel schwerer zu erschließen, als die einfach zu knackenden Stärkeketten im Weißbrot.

Daher zählen Toast, Baguette und Brötchen eindeutig zu den Lebensmitteln mit leeren Kalorien. Denn ihre Stärke lässt sich schneller und weniger aufwendig erschließen, als die Stärke aus Vollkornprodukten und Hülsenfrüchten. Außerdem werden dem weißen Mehl im Rahmen seiner Herstellung alle Stoffe entzogen, die sich in der Hülle des ganzen Korns befunden haben und zur Herbeiführung des Sättigungsgefühls beitragen.

Dasselbe gilt für weißen und polierten Reis. Auch hier wurde die Schale mit all ihren Nähr- und Zusatzstoffen entfernt.

Vor allem findet man die Stärke von weißem Mehl auch in den meisten Fastfood Produkten und in sehr vielen Fertiggerichten. Vom Brötchen für den Burger über das Baguette des Sandwichs bis zum Teig der Tiefkühlpizza treffen wir immer wieder auf weißes Mehl und andere leere Kalorien.

Gute und schlechte Lebensmittel

Wenn wir die Lebensmittel mit den leeren Kalorien identifizieren wollen, müssen wir vor allem nach den folgenden Grundstoffen Ausschau halten:

- Zucker,
- Alkohol,
- weißes Mehl,
- polierter Reis,
- industriell gehärtete Fette,
- Transfette,
- Zuviel gesättigte Fettsäuren.

Besonders viele der oben aufgeführten Grundstoffe finden sich in folgenden Lebensmitteln:

- Fastfood einschließlich Pizza und Fertiggerichte,
- Dosengerichte,
- Weißbrot, Toast, Brötchen,
- polierter Reis,
- Pommes frittes und andere Leckereien aus der Friteuse,
- fette Wurstwaren (insbesondere industriell gefertigte Wurstwaren, wie Dosenwurst),
- fettes Gebäck, wie z.B. Croissants oder Blätterteig,
- Kekse mit Zucker und gehärteten Fetten,
- Süßigkeiten aller Art,
- zuckerhaltige Softdrinks,
- Speiseeis,
- fette, industriell hergestellte Brotaufstriche,

Hingegen sollte man im Hinblick auf eine gesunde und sättigende Ernährung vermehrt auf die folgenden Lebensmittel setzen:

- Gemüse aller Art,
- Salate aller Art,
- Pilze,
- naturbelassene, unverarbeitete Fleischwaren,
- Eier,
- Fisch (nicht paniert oder frittiert),
- Shrimps, Krebse, Garnelen etc.,
- Muscheln,
- Vollkornprodukte,
- Kartoffeln (in Maßen, gekocht),
- Obst (in Maßen, möglichst Sorten mit wenig Zucker, wie z.B. Beeren),
- Käse,
- Quark,
- Joghurt,
- Buttermilch,
- Kefir,
- Nüsse,
- hochwertige Pflanzenöle (in Maßen),
- Ballaststoffreiche Ergänzungsprodukte (wie Weizenkleie, Flohsamenschalen).

Nun ist klar, dass niemand für immer auf ein Stück Kuchen, das Sonntagsbrötchen, die Pizza oder ein Glas Wein verzichten will. Daher ist diese Liste keine Sammlung von strikten Verboten und Geboten, sondern zeigt eine Idealvorstellung einer sinnvollen Ernährung auf. Damit kann jeder selbst entscheiden, wie eng er sich bei seiner

Ernährung an diese Idealvorstellung hält und welche Ausnahmen er sich gönnt. Außerdem ist diese Empfehlung natürlich immer im Zusammenhang mit den anderen sechs Regeln aus diesem Buch zu sehen. Aber es gilt natürlich der Grundsatz, wer abnehmen will, sollte bei Lebensmitteln mit überwiegend leeren Kalorien sehr zurückhaltend sein.

Das betrifft im Übrigen aber nicht nur die eigentlichen Lebensmittel, sondern vor allem auch die Zubereitung. So ist ein Rotbarschfilet, unter dem Gesichtspunkt der leeren Kalorien, sicher eine hervorragende Wahl, aber nur, wenn man es dünstet oder es im naturbelassenen Zustand mit wenig und vor allem guten Fett brät. Wenn das Filet aber mit einer dicken Panade versehen und in der Friteuse zubereitet wird, sieht seine Bilanz im Hinblick von leeren Kalorien schon ganz anders aus. Auch Pilze, die pur keine leeren Kalorien enthalten, sind ganz anders zu bewerten, wenn sie in einer üppigen Sahnesauce mit zusätzlicher Stärke zubereitet werden.

Verfeinern Sie Ihre Esskultur

Der Fluch von Fastfood und Tiefkühlkost

Essen ist nicht nur ein biologischer Prozess bei dem wir unserem Körper alle erforderlichen Energieträger und Baustoffe zuführen, sondern auch ein fester Bestandteil unserer Alltagskultur. Die Art, wie wir essen und die Umstände, unter denen wir essen, sagt viel über unsere Persönlichkeit aus. In unserer Esskultur zeigen sich unsere Lebensart, unsere Selbstbeherrschung und viele andere Aspekte unserer Persönlichkeit. Ob jemand jeden Bissen kunstvoll zurecht legt und mit Bedacht zum Mund führt oder ob jemand schnell jeden Bissen herunter schlingt, sich den Mund mit dem Handrücken abwischt und mit dem Besteck wild gestikuliert, hat nicht nur mit guten oder schlechten Manieren zu tun. Es sagt auch sehr viel über die Persönlichkeit der Menschen aus, die so essen.

Wenn das alles nur mit Kultur und Persönlichkeit zu tun hätte, wäre es in diesem Buch fehl am Platze, aber unsere Esskultur betrifft nicht nur Charakter und Manieren, sondern hat auch einen erheblichen Einfluss darauf, ob wir zunehmen oder nicht. Dass Gewichtsprobleme mittlerweile zu einer Volkskrankheit geworden sind und schon große Teile der Bevölkerung betreffen, hat viel damit zu tun, wie sich unsere Esskultur in den letzten Jahrzehnten verändert hat.

Gerade in dieser Zeitspanne hat sich die Art, wie wir unser Essen zubereiten und es zu uns nehmen, stark verändert. Das Kochen mit frischen, natürlichen Bestandteilen wird immer seltener. Dafür nimmt der Gebrauch von industriell hergestellten Fertigprodukten zu. Das Essen selbst hat sich mehr und mehr vom gesellschaftlichen Ereignis, bei dem die Familie zusammen am Tisch sitzt, zu einer reinen Angelegenheit der schnellen Sättigung entwickelt. Alle Formen von Fastfood haben Hochkonjunktur. Kultiviertes Essen wird im

Alltag immer öfters durch die schnelle Aufnahme leerer Kalorien ersetzt.

Betrachten Sie einmal Ihre eigenen Essgewohnheiten unter diesem Gesichtspunkt. Nehmen Sie sich fünf oder zehn Minuten Zeit und stellen Sie sich folgende Fragen:

- Wie oft haben Sie in der letzten Woche zur Tiefkühlpizza oder zu einem anderen Tiefkühlgericht gegriffen?
- Wie oft haben Sie Essen aus der Dose zubereitet?
- Wie oft haben Sie in einem Fastfoodrestaurant gegessen?
- Wie oft haben Sie sich einen Burger, Döner oder etwas Ähnliches nach Hause mitgenommen?
- Wie oft haben Sie (oder wurde für Sie) aus frischen Zutaten gekocht?
- Wie viele Mahlzeiten am Tag nehmen Sie in Gesellschaft Ihrer Familie ein?
- Wie oft haben Sie während anderer Tätigkeiten gegessen, wie Fernsehen, am Computer arbeiten, Auto fahren etc.?
- Wie oft haben Sie eine komplette Mahlzeit in weniger als zehn Minuten eingenommen?

Sie brauchen sich bei der Beantwortung dieser Fragen nicht das Hirn zermartern, um hier ganz korrekte Zahlen zu ermitteln. Es reicht, wenn Sie sich einmal bewusst machen, wie oft Sie hastig, unkonzentriert und so nebenbei essen und wie oft sie industrielle Fertigprodukte verzehren, statt mit frischen und gesunden Lebensmitteln zu kochen.

Damit ist schon einmal der erste Schritt getan, um das eigene Verhalten zu ändern und zu einer besseren Esskultur zu gelangen.

Esskultur und Abnehmen

Die meisten Bücher über Ernährung oder Abnehmen beschäftigen sich ausschließlich damit, was wir essen sollen, was wir nicht essen sollen und wie viel wir von was essen dürfen. Wie wir essen wird hingegen selten thematisiert. Dabei sind Essgewohnheiten und Esskultur für die Frage, ob wir zu- oder abnehmen, durchaus von Bedeutung.

Das ergibt sich schon daraus, dass sowohl die Zeit, über die sich eine Mahlzeit erstreckt, als auch die Aufmerksamkeit, die wir auf das Einnehmen der Mahlzeit verwenden, einen Einfluss auf die Einstellung des Sättigungsgefühls haben. Ohne ein ausreichendes Gefühl der Sättigung essen wir aber mehr und der Hunger stellt sich auch schneller wieder ein. Wenn wir abnehmen wollen, ist es von essentieller Bedeutung, dass wir satt vom Tisch aufstehen und möglichst lange satt bleiben.

Das heißt im Umkehrschluss, dass es zum Abnehmen überaus hilfreich ist, Mahlzeiten über einen gewissen Zeitraum auszudehnen und dabei der Tätigkeit des Essens unsere volle Aufmerksamkeit zu widmen.

Zelebrieren Sie jede Mahlzeit

Mit der Aufforderung jede Mahlzeit zu zelebrieren, ist nicht gemeint, dass Sie ab jetzt nur noch von wertvollem Porzellan essen sollen und nur noch mit einem silbernen Kerzenleuchter auf dem Tisch dinieren. Gemeint ist aber, dass Sie das Essen nicht mehr als notwendige Nebensächlichkeit betrachten, sondern sich zum Essen immer die notwendige Zeit nehmen, es sich etwas schön machen und das Essen bewusst genießen.

Statt sich vom schnellen Brötchen auf der Hand zu ernähren, das stehend an der Küchenanrichte mit Blick auf die Uhr verschlungen wird, sollten Sie etwas Esskultur zurück in Ihr Leben holen. Das beginnt damit, dass man schon einmal etwas Mühe auf das Decken des Tisches verwendet.

Isst man gemeinsam mit mehreren anderen Personen, sollte das ohnehin selbstverständlich sein. Aber auch, wenn man alleine isst, sollte man ein bisschen Zeit auf das Vorbereiten des Essens verwenden und dazu gehört eben auch ein gedeckter Tisch. Dabei muss so ein gedeckter Tisch kein Meisterwerk aus der Hotelfachschule sein, aber ein wenig Mühe sollte man schon darauf verwenden.

Wenn Sie mehrere Geschirrsorten in Gebrauch haben, entscheiden Sie bewusst von welchem Sie das Geschirr für die anstehende Mahlzeit nehmen. Fangen Sie mit dem Teller an und legen Sie das Besteck geordnet daneben. Eine Serviette, die neben oder auf dem Teller liegt, rundet das Minimum des Tischdeckens ab. Nach oben ist dann immer noch jede Menge Raum. Vielleicht ein Teelicht, das Sie anzünden oder irgendeine einfache Form der Tischdekoration machen schon einen Unterschied. Auch ein Platzteller oder ein jahreszeitlich abgestimmtes Set kann einem Tisch eine besondere Note geben.

Schon zum Tischdecken sollten Sie das Radio oder den Fernseher ausschalten und das Handy weglegen und auf Stumm stellen. Denken Sie daran, all diese Tätigkeiten und Vorkehrungen sollen Ihnen helfen, sich auf das Essen zu konzentrieren und das Essen in den Mittelpunkt Ihrer Aufmerksamkeit zu rücken.

Vergessen Sie beim Tischdecken auch nicht Dinge, wie den Salzstreuer, die Butterglocke oder einige Kräuter auf den Tisch zu stellen. Richten Sie den Tisch so her, dass Sie sich wirklich auf das Essen konzentrieren können und nicht ständig aufstehen müssen, um irgendetwas zu holen.

Denken Sie daran, dass es auch zum Tischdecken gehört, die Wurst oder den Käse aus der Verpackung zu holen und nett anzurichten. Im Übrigen haben Verpackungen und Kochtöpfe auf einem stilvoll gedeckten Tisch grundsätzlich nichts zu suchen. Außerdem ist es auch für die mengenmäßige Begrenzung unserer Nahrungsaufnahme von Vorteil, wenn man sich vorher zurechtlegt, was man essen will und nicht immer aus der vollen Packung oder aus dem Topf nachnimmt.

Wenn Sie alles zurechtgelegt und angerichtet haben, konzentrieren Sie sich auf das, was Sie essen wollen. Drapieren Sie es auf Ihrem Teller liebevoll und mit Bedacht. Auch wenn es nur ein belegtes Brot ist. Belegen Sie das Brot konzentriert und garnieren Sie es mit einigen Kleinigkeiten.

Vergessen Sie nie, dass Essen immer mehr sein sollte, als die effiziente Aufnahme von Nährstoffen und Energieträgern. Essen ist Ausdruck von Kultur und Genuss. Das sollten Sie bei jeder Mahlzeit bedenken und umsetzen. Im Übrigen bringt jede liebevoll vorbereitete Mahlzeit auch immer ein Stück Lebensqualität in den Alltag.

Natürlich sind die oben aufgeführten Anweisungen zum Tischdecken und Essen nur als Anregung zu verstehen und nicht als strikte Vorschriften. Sie sollten lediglich verdeutlichen, was unter der Regel „Zelebrieren Sie jede Mahlzeit" zu verstehen ist. Wie Sie das unter Ihren persönlichen Lebensumständen oder bei ganz bestimmten Gerichten umsetzen, bleibt natürlich Ihnen überlassen.

Wichtig ist aber, dass wir die Betonung der Esskultur nutzen, um jede Mahlzeit zu etwas Besonderem zu machen und dass wir so unsere Konzentration und Aufmerksamkeit auf das Essen richten.

Sich Zeit nehmen zum Essen

Ähnlich wie die Aufmerksamkeit, die wir dem Essen schenken, hat auch die Zeit, die wir für das Essen aufwenden, einen direkten Einfluss auf die Einstellung des Sättigungsgefühls. Deshalb sollte sich jede Einnahme einer Mahlzeit über mindesten 20 Minuten erstrecken. Besser noch ein paar Minuten mehr.

In erster Linie heißt das, essen Sie langsam und mit Bedacht und kauen Sie jeden Bissen gründlich, bevor Sie ihn herunter schlucken. Nehmen Sie sich das am Beginn jeder Mahlzeit vor und überprüfen Sie immer einmal wieder während des Essens, ob Sie sich wirklich Zeit nehmen und ob Sie wirklich ausreichend lange kauen. Ansonsten kann man die Essgeschwindigkeit auch mit einigen Tricks zusätzlich verlangsamen.

Legen Sie Ihr Besteck öfters einmal ab und nehmen Sie es erst wieder zur Hand, wenn Sie den Bissen im Mund ausgiebig gekaut und geschluckt haben. Probieren Sie das einmal nach jedem Bissen und beobachten Sie, wie sich Ihre Essgeschwindigkeit verlangsamt. Auch das wiederholte Neuordnen der Speisen auf dem Teller entschleunigt das Einnehmen einer Mahlzeit merklich.

Nehmen Sie sich bei Ihrer nächsten Mahlzeit einfach einmal vor, sich beim Essen Zeit zu lassen. Essen Sie betont langsam, kauen Sie gründlich und machen Sie immer wieder kleine Pausen. Sie werden dabei feststellen, dass langsames Essen schneller und vor allem länger satt macht.

Nutzen Sie dieses früher eintretende Sättigungsgefühl, um Ihre Portionen langsam, aber sicher zu verkleinern. Das wird auch davon unterstützt, dass Sie die Portion für die anstehende Mahlzeit auf dem Teller anrichten und erst gar keine Möglichkeit zum Nachnehmen vorsehen.

Genießen Sie, was Sie essen

Wer immer nur im Stehen, im Auto oder vor dem Computer isst, achtet kaum darauf, wie die Speisen wirklich schmecken, die wir so zu uns nehmen. Dazu fehlt bei dieser Art der Nahrungsaufnahme sowohl die Zeit, als auch die Aufmerksamkeit, die man auf das Essen verwenden sollte. Und wer sich überwiegend von Fertigmahlzeiten und Fastfood ernährt, gewöhnt sich mit der Zeit ohnehin an den nivellierten Einheitsgeschmack dieser Erzeugnisse und verlernt systematisch darauf zu achten, welche Geschmacksnuancen die einzelnen Lebensmittel aufweisen und wie diese durch Gewürze und Zubereitungsmethoden verändert werden können.

Je mehr Sie sich beim Essen auf all die feinen Abstufungen des Geschmacks konzentrieren, desto mehr werden Sie dem Essen an Aufmerksamkeit schenken und desto mehr wird das Essen wieder zum Genuss und nicht nur zur reinen Kalorienaufnahme. Experimentieren Sie durch die Wahl der Zutaten, die Art der Zubereitung und durch den Einsatz unterschiedlicher Gewürze und versuchen Sie das Ergebnis bewusst zu schmecken. Suchen Sie nach dem Geschmack der Röstaromen, der verschieden Gewürze oder der besonderen Zutaten, die Sie beim Kochen verwendet haben.

Denken Sie immer daran, dass die Aufmerksamkeit, die Sie auf das Essen richten, mit dazu beiträgt, Sie langanhaltend satt zu machen. Je mehr Sie das Essen genießen, statt einfach nebenbei ein Brötchen im Stehen zu konsumieren, desto mehr werden Sie auch Ihre Konzentration auf das Essen richten und desto länger wird Sie die jeweilige Mahlzeit satt halten.

Auch wenn es in Ihrem Alltag nicht immer möglich ist, von einem bewusst gedeckten Tisch zu essen und jede Mahlzeit wie ein kleines Fest zu zelebrieren, so tun Sie es doch immer dann, wenn es möglich ist und wenn Zeit und Umstände es zulassen. Planen Sie diese

Gelegenheiten des bewussten und genussorientierten Essens mindestens einen Tag vorweg. Andernfalls ist die Gefahr zu groß, dass Ihre Vorsätze im Tagesgeschehen untergehen und Sie das Genießen Ihrer Mahlzeit einfach vergessen.

Wenn Sie solche genussorientierten Mahlzeiten regelmäßig einplanen und umsetzen, wird diese bewusste Art zu essen zum festen Bestandteil Ihrer persönlichen Esskultur. Sie werden dann automatisch auch in Situationen, die sich nicht so anbieten um das Essen zu zelebrieren, etwas bewusster und wahrscheinlich auch langsamer essen. Auch in der Kantine kann man das Besteck kurz zur Seite legen oder kleine Pausen einlegen.

Selbst Kochen

Wenn Sie Ihr Essen in Zukunft wirklich mehr genießen wollen, bleibt Ihnen gar nichts anderes übrig, als auch auf die Zubereitung der Mahlzeiten etwas mehr Wert zu legen. Das beginnt schon beim Einkauf. Je mehr Sie industriell hergestellte Fertigprodukte durch frische, naturbelassene Lebensmittel ersetzen, desto einfacher wird es für Sie werden, die Geschmacksvielfalt, die in natürlichen Lebensmitteln steckt, zu entdecken.

Dazu brauchen Sie kein Sternekoch oder keine Sterneköchin zu werden. Es reicht schon, wenn man etwas bewusster einkauft und kocht. Fangen Sie einfach einmal an, nachzudenken, wo Sie in Ihrer Art zu kochen Dosen- und Fertigprodukte ersetzen können. Vielleicht ist es bei Ihnen das Gemüse, das Sie bei einer Suppe nicht mehr tiefgekühlt, sondern frisch einkaufen oder es ist die Pilzsauce, bei der Sie das Instantprodukt durch eine selbst gemachte Sauce aus frischen Pilzen ersetzen.

Was Sie persönlich hier tun können, lässt sich nicht abschließend aufzählen. Dazu sind die individuellen Lebensumstände und die jeweiligen Kochkünste zu unterschiedlich. Sie sollten aber eine gewisse Sensitivität dafür entwickeln, was Sie essen, wie es schmeckt und wie Sie den Geschmack durch die Art der Zubereitung und Würzung verändern können.

Wenn Sie der Auffassung sind, dass Sie gar nicht kochen können, dann versuchen Sie zumindest jedes Fertiggericht, das Sie verwenden, mit frischen Zutaten, Kräutern oder Gewürzen zu verfeinern. Geben Sie auch dem Fertiggericht Ihre persönliche, individuelle Note.

Da jeder aber zumindest ein bisschen kochen kann, sollten Sie versuchen, das Verfeinern immer mehr auszuweiten und Fertigprodukte überall da zu ersetzen, wo Selbstgekochtes für Sie realisierbar ist. Das kann sich im minimalen Fall auf das Würzen oder Garnieren beschränken. Es kann aber auch so aussehen, dass Sie Fertigprodukte durch frische Lebensmittel ergänzen oder ersetzen.

Dazu brauchen Sie nicht gleich original italienische Pasta selbst herzustellen, sondern können ruhig auf die Nudeln aus der Packung zurückgreifen. Vor allem, wenn es sich dabei vielleicht sogar um Vollkornnudeln handelt. Aber die Tomatensauce, mit oder ohne Hackfleisch, kann eigentlich jeder selber machen. Das Internet ist voll von Rezepten dafür und ein bisschen Experimentieren hat auch seinen Reiz. Wobei bei einer Tomatensauce für Nudeln ohnehin nicht soviel schief gehen kann.

Auch eine einfache Gemüsesuppe oder ein Gemüseeintopf ist kein Hexenwerk. Wenn Sie dabei Instant-Brühe verwenden, ist es wirklich nur noch ein bisschen Gemüse schneiden, die Suppe zum Kochen bringen und würzen. Eventuell eine Fleischsorte schneiden und dazugeben. Das kann eigentlich jeder. Und vor allem kann man jede Form von Gemüsesuppe oder Gemüseeintopf leicht aus frischen Zutaten herstellen.

Wenn Sie anfangen wieder mehr selbst zu kochen oder zumindest jedem Gericht Ihre persönliche Note zu geben, wird Ihre Konzentration sich ganz automatisch stärker auf das Essen richten, als beim gedankenlosen Verschlingen von Burgern, Tiefkühlpizzen und anderen Einheitsgerichten. Und genau darauf kommt es in diesem Zusammenhang an. Jedenfalls, wenn Sie die stärkere Aufmerksamkeit auf das Essen zum bewussten Mittel der Sättigung und damit auch zum Abnehmen einsetzen wollen.

Vor allem wissen Sie aber genau, was Sie essen, wenn Sie bewusst einkaufen und selber kochen. Dann können Sie selbst kontrollieren, was an leeren Kalorien in Ihrem Essen steckt und wie viel versteckte Fette Sie zu sich nehmen.

Abnehmen mit Esskultur

Alle Verhaltensratschläge dieses Kapitels dienen nur einem Zweck, sie sollen Ihnen helfen, weniger und vor allem hochwertigeres zu essen, indem Sie bewusster und langsamer essen.

Dazu muss man nicht sein ganzes Leben umstellen. Es reicht schon, wenn man die Grundprinzipien einer sinnvollen Esskultur stückchenweise in das eigene Alltagsverhalten übernimmt.

Man muss nur immer wieder daran denken und es auch wirklich tun. Und hier liegt die große Gefahr. Solange man diese Zeilen liest, sieht man vielleicht noch ein, dass man das eine oder andere ändern sollte und vielleicht nimmt man sich sogar fest vor, das ab jetzt zu tun. Aber sobald man wieder mental im Alltag angekommen ist, sind gute Vorsätze schnell vergessen. Um das zu verhindern, hilft es, die folgende kleine Checkliste auf ein Pappkärtchen zu schreiben, in die

Tasche zu stecken und vor jeder Mahlzeit einmal durchzulesen. Wenn es gelingt, dass der Griff zum Pappkärtchen zur Gewohnheit wird, hat man schon die erste Hürde zur besseren Esskultur genommen. Eine solche Checkliste kann z.B. die folgenden Punkte enthalten:

- Unterhaltungsgeräte ausschalten oder weglegen
- Tisch decken
- Essen bewusst nett anrichten
- Langsam essen
- Pausen zwischen jedem Bissen
- Gründlich kauen

Recht viel länger sollte so eine Checkliste gar nicht sein. Sonst konzentriert man sich nicht mehr auf das Wesentliche. Allerdings kann man natürlich die Punkte auf der Liste ständig etwas variieren. Setzen Sie einfach auf die Liste, worauf Sie in den nächsten Tagen Wert legen wollen.

Wenn Sie jetzt noch einen kleinen Plan für das bewusste Einkaufen und Kochen für die nächsten Tage machen, sind Sie schon auf einem guten Weg, die Esskultur zurück in Ihr Leben zu bringen.

Meiden Sie die Snacks zwischendurch

Snacks werden meist unterschätzt

Ob wir uns besser mit drei größeren Mahlzeiten pro Tag begnügen oder lieber die Nahrungsaufnahme mit vielen kleinen Mahlzeiten über den ganzen Tag strecken sollten, wird in der Wissenschaft heiß diskutiert. Wobei gegenwärtig das Pendel der Expertenmeinungen wieder mehr in die Richtung von wenigen, aber dafür wirklich sättigenden Hauptmahlzeiten schwingt. Das hängt unter anderem damit zusammen, dass sich die Auffassung immer mehr durchsetzt, dass man sprunghafte Anstiege des Insulinspiegels vermeiden sollte, wie sie sich bei der wiederholten Aufnahme von einfachen Kohlenhydraten ergeben.

Aber hier geht es nicht in erster Linie um die Frage, ob man seine tägliche Kalorienmenge lieber auf drei, vier oder fünf Mahlzeiten verteilen sollte, sondern um die vielen kleinen Snacks oder Naschereien, die man sich so zwischendurch gönnt.

Wenn Sie es schaffen, auf diese kleinen Kalorienträger zu verzichten oder sie zumindest deutlich zu reduzieren, sind Sie Ihrem Zielgewicht wieder ein gutes Stück näher. Denn diese kleinen Zwischenmahlzeiten, wie hier ein Keks, da der Rest eines Frühstücksbrötchens und dort ein Müsli Riegel, tragen kaum zur Sättigung bei, erhöhen unsere tägliche Kalorienaufnahme aber erheblich. Außerdem verliert man mit den kleinen Happen zwischendurch schnell den Überblick, was man an einem Tag oder auch nur in den letzten zwei Stunden alles gegessen hat. Selbst ein Apfel hat im Übrigen 70 bis 80 kcal. Und zusammen mit einigen Gläsern Cola, sechs Stück Würfelzucker in den letzten drei Tassen Kaffee, ein paar Keksen bei der Besprechung, dem Müsli Riegel im Auto und dem Stück Schokolade, das uns ein Kollege angeboten hat, kommen wir soeben mal auf 500 bis 600 zusätzliche kcal. Und das Alles ohne, dass diese kleinen Snacks uns irgendwie satt gemacht hätten.

Das heißt Sie werden die zusätzlich aufgenommen Kalorien kaum durch eine Verkleinerung der nächsten Hauptmahlzeit kompensieren. Eigentlich müssten Sie dafür sogar eine ganze Hauptmahlzeit streichen, um ungefähr in einem Kalorien-Korridor zu bleiben, bei dem Sie wirklich Gewicht verlieren. Aber seien Sie einmal ehrlich. Wie wahrscheinlich ist es, dass Sie wegen einem Apfel, ein paar Keksen und dem Müsliriegel das Abendessen ausfallen lassen. Erfahrungsgemäß werden Sie es nicht tun.

Deshalb müssen wir hier ansetzen und versuchen, die kleinen Sünden zwischendurch zu eliminieren. Oder zumindest drastisch zu reduzieren.

Das Snack-Tagebuch

Um überhaupt einen Überblick zu gewinnen, was wir alles so an Kleinigkeiten über den Tag in uns hinein schaufeln, empfiehlt es sich, ein paar Tage lang eine Art Snack-Tagebuch zu führen. Das klingt zunächst einmal dramatischer, als es wirklich ist. Sie brauchen dazu weder ein Tagebuch im üblichen Sinn zu führen, noch geschliffene Formulierungen für Ihre Einträge zu wählen. Stecken Sie dazu lediglich einen Zettel oder besser eine etwas stabilere Karteikarte und einen Stift ein und führen Sie diese Utensilien ein paar Tage mit sich. Aber halten Sie diese zwei Dinge wirklich jederzeit griffbereit und legen Sie sie nicht irgendwo hin. Andernfalls werden Sie die Hälfte der Einträge vergessen und Ihr persönlicher Snack-Report fällt unrealistisch positiv aus.

Schreiben Sie einfach immer, wenn Sie irgendetwas essen oder trinken, eine kleine Notiz, was Sie gerade zu sich genommen haben.

In manchen Fällen reicht das schon aus, um die Finger von den Keksen zu lassen oder statt zu dem zuckerhaltigen Softdrink zu einem Glas Wasser zu greifen. Aber zumindest halten Sie fest, was Sie alles zwischendurch gegessen oder getrunken haben.

Am Abend werten Sie dann Ihre Aufzeichnungen aus. Ermitteln Sie zunächst einmal mittels einer Kalorientabelle, wie viele Kalorien über den ganzen Tag auf die vielen kleinen Zwischenmahlzeiten gefallen sind. Sind Sie dabei ehrlich und rechnen Sie nichts schön. Im Zweifelsfall hat man sowieso irgendwas vergessen.

Allein das Bewusstsein, dass man an manchen Tage über die kleinen Snacks und Naschereien so viele Kalorien wie bei einer Hauptmahlzeit, wenn nicht sogar mehr aufgenommen hat, führt meist schon zu einem gewissen Abschreckungseffekt, wenn wir das nächste Mal in Versuchung geraten. Oft ist es aber gar nicht die bewusste Versuchung, der wir erliegen, sondern das gedankenlose Zugreifen, wenn irgendwelche essbaren Dinge in Reichweite liegen. Auch in diesem Fall hilft die Aufzeichnung, um uns das gedankenlose Handeln bewusst zu machen.

Leben ohne Snacks und Zwischenmahlzeiten

Auch wenn das Führen eines Snack-Tagebuchs schon ein erster Schritt ist, um die kleinen Zwischenmahlzeiten aus Ihrem Leben zu verbannen, wird es bei den meisten von uns nicht ausreichen, um nachhaltig die Finger davon zu lassen.

Ein weiterer wirkungsvoller Schritt auf dem Weg, die kleinen Snacks zu vermeiden, besteht darin, die Versuchungen zu minimieren. Je schwerer all die kleinen Zwischenmahlzeiten zu erreichen und je weniger sie sichtbar sind, desto seltener kommen Sie in Versuchung. Also am besten von all dem, was so über den Tag gesnackt wird, gar nichts zu Hause oder im Büro zu haben. Achten Sie einfach beim nächsten Einkauf darauf und lassen Sie die Müsliriegel, Kartoffel-chips oder Kekse einfach im Regal des Supermarktes liegen.

Da man aber das eine oder andere, was zur Versuchung werden könnte, einfach zu Hause haben muss, lagern Sie es wenigstens außer Sicht- und Reichweite und platzieren Sie es nicht da, wo Ihr Blick ständig darauf fällt. Denken Sie am besten daran, dass der Wille umso leichter siegt, je weniger Gelegenheiten und Versuchun-gen sich bieten.

Aber am Ende muss man schon ein bisschen Willensstärke aufbrin-gen, um sich von den vielen kleinen Zwischenmahlzeiten zu lösen. Es gibt allerdings einige Strategien, die es einem zumindest leichter machen und so die erforderliche Willensanstrengung etwas verrin-gern.

Eine diese Strategien besteht darin, im Zusammenhang mit den kleinen Versuchungen, nicht zu oft in den Langeweile-Modus zu verfallen. Denn Langeweile ist einer der Hauptauslöser, um schnell eine Kleinigkeit zu essen. Versuchen Sie deshalb die Idee, schnell etwas zu essen, durch eine für Sie interessante Tätigkeit zu erset-zen. Aber meist fällt einem in diesen Momenten nichts ein. Sonst würden wir uns ja nicht langweilen.

Um auf solche Situationen vorbereitet zu sein, ist es zweckmäßig, sich schon im voraus Gedanken zu machen, welche Aktivitäten Sie ausreichend faszinieren und somit geeignet sind, sie von Ihrem Ver-langen etwas zu essen, abzulenken. Machen Sie sich dazu in aller Ruhe eine kleine Liste solcher Tätigkeiten, die Sie immer zu Rate ziehen können, wenn wieder so ein Fall der Versuchung eintritt. Tun Sie dann irgendetwas von dieser Liste und vergessen Sie dabei den Wunsch, etwas zu essen.

Das wird vielleicht nicht immer funktionieren. Aber je interessanter Ihre aufgelisteten Aktivitäten sind, desto erfolgreicher werden Sie mit dieser Methode sein.

Wenn es Ihnen gar nicht gelingt, sich von den kleinen Zwischenmahlzeiten ganz zu lösen, dann versuchen Sie zumindest immer solche Snacks zur Hand zu haben, die der Figur weniger schaden, als Kekse, Chips oder Schokoriegel. Schneiden Sie z.b. frische Paprikaschoten, Kohlrabi oder Möhren in Streifen und bewahren Sie diese in einer verschlossenen Plastikdose im Kühlschrank auf. Nehmen Sie nie die volle Dose mit an den Platz, an dem Sie etwas essen wollen. Entnehmen Sie lieber einige Gemüsestreifen, legen diese auf einen kleinen Teller, verschließen Sie die Dose wieder und nehmen dann die abgezählte Portion mit.

Ziel sollte es aber sein, sich irgendwann ganz von den kleinen Zwischenmahlzeiten zu befreien und den Weg über die harmloseren, kalorienärmeren Snacks nur als Zwischenschritt zu nutzen.

Optimierung in kleinen Schritten

Für viele wird es zunächst einmal eine große Herausforderung sein, auf die gewohnten kleinen Zwischenmahlzeiten ganz zu verzichten. Dann sollten Sie sich einmal überlegen, auf welche Art von Zwischenmahlzeiten Sie am leichtesten verzichten können und fangen Sie dann damit an. Nutzen Sie dabei Ihr Snack-Tagebuch, um alle kleinen Sünden im Blick zu haben.

Nehmen Sie sich dann immer nur eine Kategorie von Snacks vor und versuchen Sie diese aus Ihrem Leben zu verbannen. Dann kümmern Sie sich um die anderen.

Nutzen Sie natürliche Hungerstopper und Appetitbremsen

Kleine Helfer in der Not

Wenn Sie sich an die bisher beschriebenen Regeln dieses Buches halten und negative Gewohnheiten abstellen, sich überwiegend von Lebensmitteln ernähren, die wirklich satt machen und nur noch Dinge essen, die wenig oder keine leeren Kalorien enthalten, sind Sie schon auf einem guten Weg, um nachhaltig abzunehmen oder Ihr Gewicht zu halten.

Aber sie können das Erreichen Ihres Zielgewichtes auch noch dadurch unterstützen, dass Sie einige spezielle Lebensmittel in Ihre Ernährung einbauen, die das Hungergefühl auf natürliche Weise dämpfen und es Ihnen leichter machen die Portionen zu verkleinern oder den einen oder anderen Snack wegzulassen. Diese Appetitbremsen oder Hungerstopper können Ihnen helfen, noch etwas effektiver abzunehmen und leichter nein zu sagen, wenn die Versuchung wieder einmal sehr groß ist.

Wunder können diese Lebensmittel aber auch nicht vollbringen. Eine gewisse Willensanstrengung müssen Sie schon selber erbringen, um weniger oder anderes zu essen. Aber manche dieser Appetitbremsen können Ihnen dabei helfen, indem sie Ihr Verlangen etwas dämpfen und so die erforderliche Willensanstrengung reduzieren.

Da wir alle ein anderes Geschmacksempfinden und Hungerverhalten haben, wirken diese natürlichen Appetithemmer nicht bei allen Menschen und in allen Lebenslagen gleich. Es lohnt sich also durchaus hier etwas zu experimentieren und herauszufinden, was bei

Ihnen wirkt und in welchen Situationen Sie darauf zurückgreifen können.

Unterschiedliche Art der Wirkung

Die verschiedenen Lebensmittel, die man als Appetitbremsen oder Hungerstopper verwenden kann, wirken auf unterschiedliche Weise auf unseren Organismus und auf unser Empfinden. Bei den meisten dieser besonderen Lebensmittel ist es ein etwas scharfer oder bitterer Geschmack, der den Hunger dämpft oder den Appetit reduziert. Es kann aber auch ein bestimmter Bestandteil, wie das Inulin sein, das als Ballaststoff wirkt, und so anhaltend sättigt.

Bei anderen Lebensmittel, wie z.B.. Magerquark, ist es die besondere Konsistenz, die satt macht. Bei manchen Lebensmitteln ist es auch die Kombination aus verschiedenen Effekten, die die beabsichtigte Wirkung herbeiführt.

Die besten Hungerbremsen

Walnüsse

Walnüsse gehören zu den am häufigsten empfohlenen Appetitbremsen oder Hungerstoppern. Zwar sind sie, wie alle Nüsse, durch ihren hohen Fettanteil sehr energiereich, aber in kleinen Mengen genossen überwiegt der positive Effekt der Appetitregulierung. Ihre Wirkung auf diesem Gebiet wurde im Übrigen in verschiedenen Studien nachgewiesen.

Walnüsse wirken schon durch ihren leicht bitteren Geschmack und ihre feste Konsistenz appetitdämpfend und sättigend. Aber sie haben darüber hinaus auch Inhaltsstoffe, die bestimmte Gehirnregionen anregen sollen, die unser Hungergefühl von dort aus dämpfen.

Mandeln

Mandeln wirken, ähnlich wie Walnüsse, durch den leicht bitteren Geschmack und die feste Konsistenz. Auch sie sollte man wegen ihres hohen Energiegehalts nur in kleinen Mengen verzehren

Dunkle Schokolade (Zartbitterschokolade)

Dunkle Schokolade eignet sich besonders in Situationen, in denen wir ein starkes Verlangen nach Süßigkeiten haben. Dann wäre die Rippe aus dunkler Schokolade die deutlich bessere Alternative, als der cremige Schokoriegel oder die Nugatpraline.

Auch zur positiven Wirkung von dunkler Schokolade als Appetitbremse gibt es zahlreiche Studien, die dies belegen. Man muss aber darauf achten, dass es sich wirklich um dunkle Schokolade mit hohem Kakaoanteil handelt und dass man nicht zu viel davon isst.

Pfefferminze

Eine Tasse ungesüßter Pfefferminztee oder einige frische Pfefferminzblätter können das Hungergefühl deutlich reduzieren. Hier wirken vor allem die ätherischen Öle der Minze, die ihr eine angenehme Schärfe verleihen und so auf unsere Geschmacksknospen dämpfend einwirken.

Grapefruit

Die Grapefruit ist nicht nur eine ausgesprochene Vitamin C Bombe, sondern wirkt durch ihren gleichermaßen bitteren, wie sauren Geschmack sehr gut hungerdämpfend und sättigend. Darüberhinaus hat sie wenige Kalorien und ist reich an Ballaststoffen.

Radieschen

Radieschen sind ein hervorragendes Gemüse, wenn sich der Snack zwischendurch nicht vermeiden lässt. Sie haben wenige Kalorien, sind bissfest, zwingen zum Kauen und dämpfen durch ihren bitteren Geschmack den Hunger. Als Snackersatz oder kurz vor dem Essen sind sie eine gute Alternative.

Zitronenwasser

Ein Glas ungesüßtes Zitronenwasser wirkt in erster Linie durch den sauren Geschmack der Zitrone dämpfend auf unser Hungergefühl. Füllt aber auch den Magen.

Ingwer

Ingwerwasser oder Ingwertee vor oder zum Essen hat eine starke Wirkung auf unser Hungergefühl. Durch die Vielfalt an Inhaltsstoffen spricht er unsere Geschmacksrezeptoren in ihrer ganzen Vielfalt an und löst so ein Sättigungsgefühl aus. Darüberhinaus wirkt Ingwer durch seine angenehme Schärfe appetithemmend.

Chili und Pfeffer

Noch etwas schärfer als Ingwer sind Chili und Pfeffer. Auch hier wirkt vor allem der scharfe Geschmack, der den Hunger vertreibt. Darüberhinaus kurbeln diese beiden Gewürze auch den Stoffwechsel an, was man schon daran merkt, dass einem warm wird, wenn man scharf gewürzte Speisen isst.

Grüner Tee

Ungesüßter grüner Tee wirkt in erster Linie durch seine Bitterstoffe appetithemmend. Darüberhinaus wird ihm aber auch noch eine Wirkung als Fatburner nachgesagt. Einige Inhaltsstoffe sollen auch die Umwandlung von Glucose in Fett hemmen. Allerdings ist dies nicht wirklich bewiesen.

Beef Jerky

Beef Jerky oder getrocknetes Rindfleisch wirkt vor allem durch seine extrem bissfeste und kauresistente Beschaffenheit dämpfend auf unserer Hungergefühl. Außerdem hat es sehr viel Eiweiß und nicht allzu viele Kalorien. Einige Stücke davon vor den Mahlzeiten ausgiebig gekaut nimmt schon mal den ersten Heißhunger.

Frische Champions

Einige frische Champions, aufgeschnitten und roh gegessen, dämpfen den Heißhunger und helfen den Sättigungsprozess einzuleiten. Der leicht bittere Geschmack und die feste Konsistenz wirken hier als Hungerbremse. Daneben haben sie fast keine Kalorien und keinen Zucker.

Magerquark

Wenn man Magerquark nicht durch Zugabe von Milch, Sahne oder ähnlichem etwas geschmeidiger macht, füllt er den Mund und benötigt eine Menge Speichel, um ihn schließlich schlucken zu können. Das dämpft den Hunger und macht satt.

Kräuter

Vor allem herbe Kräuter eignen sich, um das Hungergefühl zu dämpfen. Etwas Schnittlauch, Petersilie oder Kresse über Speisen verstreut, zu denen es passt, haben einen positiven Effekt auf das Hungergefühl und unterstützen jede Diät.

Topinambur

Topinambur enthält nicht nur den präbiotischen Ballaststoff Inulin, sondern auch einen hungerdämpfenden Geschmack und eine bissfeste Konsistenz.

Neben diesen bekannten Hungerdämpfern haben sich aber auch andere Lebensmittel, wie z.B. eine rohe Karotte, ein in Scheiben geschnittener roher Kohlrabi oder ein Apfel als Hungerstopper oder Appetithemmer bewährt. Man muss hier einfach etwas probieren, um herauszufinden, was bei einem selbst am besten funktioniert. Manchmal reicht auch schon das berühmte Glas Wasser ein paar Minuten vor den Mahlzeiten, um den Appetit spürbar zu dämpfen. Auch das Zähneputzen, unmittelbar nach dem Abendessen, hat sich bei manchen Menschen bewährt, um sie von den kleinen Naschereien zwischen dem Abendessen und dem Zubettgehen abzuhalten.

Etwas Psychologie ist auch dabei

Hunger und Appetit haben mit unserer Psyche genauso viel zu tun, wie mit unserem Stoffwechsel und den körperlichen Vorgängen der Verdauung. Deshalb sollte man bei der Verwendung von Hungerstoppern oder Appetithemmern die Psyche ruhig mit ins Boot nehmen. Denn diese besonderen Lebensmittel wirken umso stärker, je mehr wir von ihrer Wirkung überzeugt sind und je mehr unsere Psyche mitspielt.

Je bewusster Sie diese hungerdämpfenden Lebensmittel zu sich nehmen und je mehr Sie sich selbst bewusst machen, was Sie von diesen Lebensmitteln erwarten, desto besser werden sie wirken.

Sie können dazu ruhig ein kleines Selbstgespräch führen und sich dabei selbst überzeugen, dass Sie durch dieses Glas grünen Tee oder diese zwei Walnüsse Ihr Hungergefühl dämpfen oder Ihr Verlangen nach Süßigkeiten bereits ausreichend stillen.

Versuchen Sie ruhig einmal ein Gefühl der Sättigung bewusst herbei zu führen, während Sie einen Löffel Magerquark im Mund zergehen lassen oder einige Stücke Beef Jerky kauen. Verbinden Sie das Essen dieser speziellen Nahrungsmittel mit dem Gefühl der Sättigung und halten Sie dieses Gefühl einige Momente aufrecht.

Ähnlich wie beim Bilden neuer Gewohnheiten schaffen Sie so eine Verbindung zwischen einem bestimmten Lebensmittel und dem Gefühl der Sättigung. Dann wirkt die Walnuss oder das Stück Beef Jerky nicht mehr nur durch seine Inhaltsstoffe und Konsistenz, sondern auch durch die psychische Botschaft, die es vermittelt.

Sie werden sehen, wie die Kombination aus hungerdämpfenden Nahrungsmitteln und der richtigen psychischen Einstellung es Ihnen erleichtert, etwas weniger zu essen und etwas früher satt zu sein.

Raus aus der Komfortzone

Die zweite Säule erfolgreichen Abnehmens

Wenn wir abnehmen wollen, müssen wir es irgendwie schaffen, eine negative Energiebilanz zu erzielen. Das heißt, wir müssen dafür sorgen, dass wir dem Körper weniger Energie zuführen, als wir verbrauchen. Diese Kaloriendifferenz können wir erreichen, indem wir entweder weniger essen oder indem wir uns auf Lebensmittel konzentrieren, die weniger Kalorien enthalten. Statt aber immer nur zu hungern und zu fasten, können wir das Problem auch von der anderen Seite der Gleichung her angehen und die Energiemenge erhöhen, die wir jeden Tag verbrauchen. Dazu gibt es aber nur ein Mittel. Mehr Bewegung.

Am besten ist es natürlich, wir nehmen unser Gewichtsproblem von beiden Seiten her in die Zange und ergänzen die ersten sechs Regeln dieses Buches, die sich mit der Reduzierung der aufgenommenen Kalorienmenge befassen, durch ein Mehr an Bewegung. Dazu müssen Sie jetzt nicht gleich anfangen Leistungssport zu betreiben oder sich auf den nächsten Marathon vorzubereiten. Auch wenn das natürlich nicht schlecht wäre. Jedenfalls, wenn es Ihre körperliche Verfassung zulässt und Sie sich dazu motivieren können. Aber nach allgemeiner Erfahrung, werden die wenigsten einen solchen radikalen Schritt schaffen, geschweige denn über längere Zeit durchhalten. Deshalb sollten wir hier realistisch sein und uns erreichbare Ziele setzen.

Diese können darin bestehen, dass wir anfangen, etwas moderaten Sport zu betreiben und vor allem etwas mehr Bewegung in unseren Alltag zu integrieren. Am besten tun wir natürlich beides. Dazu müssen wir aber unsere Komfortzone auf der Couch, hinter dem Lenkrad oder auf der Rolltreppe zumindest gelegentlich verlassen und unseren eignen Körper in Bewegung versetzen.

Das muss am Anfang gar nicht viel sein. Wir müssen aber eine gewisse Kontinuität entwickeln und die körperlichen Aktivitäten auch langsam etwas steigern. Aber nur so viel, dass wir nicht den Punkt erreichen, an dem wir nach Ausreden suchen und immer öfters in die alten Routinen zurück fallen.

Energieverbrauch durch Bewegung

Jede Bewegung unserer Muskulatur verbraucht Energie. Diese wird gewöhnlich in Joule oder Kalorien bzw. kcal angegeben. Nehmen wir mit der Nahrung mehr Energie auf, als wir verbrauchen, speichert unser Körper diese überschüssige Energie in Form von Fett und wir nehmen zu. Verbrauchen wir mehr Energie, als wir dem Körper über die Nahrung zuführen, muss der Körper auf unsere Fettreserven zurückgreifen und das gespeicherte Fett in Bewegungsenergie umsetzen. Dann nehmen wir ab.

Wenn es uns gelingt, unsere Energiebilanz so zu verschieben, dass wir immer ein bisschen mehr Energie verbrauchen, als wir über die Nahrung zu uns nehmen, werden wir langfristig abnehmen. Aber dazu müssen wir aktiv auf unsere Energiebilanz einwirken.

Wenn Sie diese Veränderung Ihrer Energiebilanz aber nur über eine der beiden Stellschrauben - Ernährung oder Bewegung - angehen, ohne dass Sie an der anderen Stellschraube drehen, müssen Sie auf einem Gebiet Ihres Lebens relativ viel ändern. Das erfordert eine erhebliche Willensanstrengung, die vielen Menschen schwerfällt. Viel einfacher ist es für die meisten Menschen, wenn Sie an beiden Stellschrauben gleichzeitig drehen und ein Mehr an Bewegung mit der Umsetzung der sechs vorherigen Regeln kombinieren. Dann brauchen Sie in beiden Bereichen nicht zu viel zu verändern und müssen dadurch viel geringere Willensanstrengungen meistern. Das vergrößert die Erfolgswahrscheinlichkeit Ihrer Bemühungen abzunehmen drastisch.

Eine kleine Modellrechnung

Leider arbeitet unser Körper sehr effizient und kann aus einer kleinen Kalorienmenge sehr viel an Bewegung herausholen. Was im Umkehrschluss bedeutet, dass wir uns ganz schön viel bewegen müssen, um einige hundert kcal zu verbrennen.

Was das konkret bedeutet, sehen Sie an den folgenden zwei Tabellen. Die erste zeigt den Kalorieninhalt einiger Lebensmittel. (Durchschnittswerte)

Lebensmittel	Energieinhalt
Ein mittlerer Apfel	80 kcal
Ein Ei	90 kcal
Eine Scheibe Brot 50 g	120 kcal
Ein belegtes Brötchen	250 bis 350 kcal
Ein Schokoriegel 30g	150 bis 200 kcal
Kartoffelchips 30g	200 kcal
Curry Wurst mit Pommes	800 bis 1000 kcal

Die zweite Tabelle zeigt den zusätzlichen Energieverbrauch pro Stunde bei verschiedenen Sportarten. (Durchschnittswerte; abhängig von Alter, Geschlecht und Intensität)

Sportart	Energieverbrauch /30 min
Gehen	100 kcal
Joggen (7 km/h)	330 kcal
Radfahren (25 km/h)	400 kcal
Nordic Walking	260 kcal
Fußball spielen	260 kcal

Schon diese zwei kleinen Tabellen zeigen, dass es einerseits möglich ist, die persönliche Energiebilanz positiv zu beeinflussen und einige Kalorien wieder loszuwerden. Sie zeigen andererseits aber auch, dass es schon einiges an Aufwand bedarf, wenn man ein Schälchen Kartoffelchips, einen Schokoriegel oder ein belegtes Brötchen durch Sport kompensieren will. Vor allem, wenn man versucht, seine netto Energieaufnahme auf unter 1500 oder 1200 Kalorien zu bringen.

Ohne dass man seine Essgewohnheiten ändert, müssten die meisten Menschen schon sehr viel Sport betreiben, um dahin zu kommen.

Schon diese kurze Überlegung macht deutlich, dass es grundsätzlich natürlich möglich ist, einige Hundert kcal pro Tag aus ihrer Energiebilanz zu tilgen. Sie macht aber auch deutlich, dass man nur mit ein bisschen Sport und ohne Änderung der Essgewohnheiten sein Ziel in den meisten Fällen nicht erreichen kann. Aber deshalb gibt es ja auch noch die anderen sechs Regeln. Und in Kombination miteinander können die sieben Regeln schon einiges bewirken.

Weitere positive Effekte der Bewegung

Wie wir gesehen haben, können ein bisschen mehr Bewegung und ein bisschen Sport schon einen zwar kleinen, aber doch wichtigen Beitrag zur Verbesserung unserer Energiebilanz leisten.

Diese Verbesserung unserer Energiebilanz ist aber nicht der einzige positive Effekt, den wir durch ein Mehr an Bewegung erzielen können. Jede Bewegung, insbesondere wenn sie unseren Puls beschleunigt und die Muskulatur zu kleinen Anstrengungen zwingt, regt unseren Stoffwechsel an. Und gerade der hilft ganz erheblich beim Abnehmen oder beim Halten des erreichten Gewichtsniveaus. Je mehr wir uns bewegen und je mehr wir unseren Stoffwechsel anregen, desto mehr bringen wir unseren Körper dazu Kalorien zu verbrennen, statt sie als Fettzellen zu speichern.

Wenn manche Menschen scheinbar ständig essen können, ohne ein Gramm zuzunehmen und andere schon beim Ansehen einer Scheibe Knäckebrot ein Kilo mehr auf der Waage haben, dann liegt das zum großen Teil am unterschiedlichen Stoffwechsel dieser Personen. Aber mit Sport und Bewegung können wir unseren Stoffwechsel merklich beschleunigen.

Zusätzlich führt Sport, vor allem, wenn wir auch etwas Kraftsport betreiben, zu einem Anwachsen der Muskelmasse. Da Muskeln auch im Ruhezustand mehr Energie verbrauchen, als Fettgewebe oder Knochenmasse, erhöhen wir so unseren Grundumsatz. Worunter man die Energiemenge versteht, die wir ständig verbrauchen, um unsere Körperfunktionen aufrechtzuhalten. Und das auch im absoluten Ruhezustand, ohne dass wir uns bewegen.

Zwar ist dieser Effekt nicht so groß wie manchmal behauptet wird, aber er bringt auch einen kleinen positiven Beitrag zu unserer Energiebilanz. Denn selbst, wenn aus diesem Effekt nur ein täglicher Mehrverbrauch von 30 oder 40 kcal entsteht, addiert sich dieser natürlich zu den 150, 200 oder vielleicht sogar 250 kcal, die wir durch mehr Bewegung zusätzlich verbrauchen. Dazu kommt dann noch der positive Effekt der Anregung unseres Stoffwechsels. Zusammen ergibt das dann schon einen Beitrag, der sich langfristig auswirkt. Jedenfalls wenn wir auch auf der Ernährungsseite etwas tun.

Solange wir natürlich 3000 oder 4000 kcal pro Tag zu uns nehmen, wird dieser Effekt, den wir durch eine mäßige Steigerung unser sportlichen Aktivitäten erzielen, verpuffen. Aber wenn wir uns ernährungsbedingt schon einmal im Bereich der 1600 oder 1700 kcal pro Tag bewegen, spielen 200 oder 300 kcal, die wir durch Sport und Bewegung im Alltag zusätzlich abbauen, schon eine Rolle. Das kann dann den Unterschied machen, ob wir beim Abnehmen erfolgreich sind oder nicht.

Sport muss Spaß machen

Auf Dauer werden Sie nur den Sport betreiben, der Ihnen wenigstens ein bisschen Spaß macht oder zumindest bei Ihnen nicht allzu viel Abneigung hervorruft. Suchen Sie daher nicht nach der Sportart, bei der Sie am meisten Kalorien verbrennen, die im Moment besonders angesagt ist oder die gerade empfohlen wird, sondern suchen Sie nach der Sportart, bei der Ihre persönliche Überwindungsschwelle am niedrigsten ist.

Probieren Sie auch Sportarten, die auf den ersten Blick nicht so effizient erscheinen, die Ihnen aber Spaß machen. Hauptsache Sie bewegen sich und Sie schaffen es, dabei zu bleiben.

Überlegen Sie auch, ob es Ihnen mehr Spaß macht, Sport alleine oder zusammen mit anderen zu betreiben und suchen Sie dann nach etwas Passendem.

Für viele ist es am einfachsten, um die Schwelle zur körperlichen Betätigung zu überwinden, wenn Sie Mitglied in irgendeinem Fitnesscenter werden. Die Anonymität in größeren Studios macht es leichter die erste Hürde zum Sport zu überwinden und das Training mit Geräten lässt Bewegungen zu, die man mit geringer Intensität und ohne sich zu quälen, ausführen kann.

Denken Sie daran, es ist besser regelmäßig dreimal die Woche auf einem Laufband gemächlich zu gehen, als einmal einen imposanten Sprint hinzulegen und dann die Lust zu verlieren. Steigern kann man sich mit der Zeit immer noch. Am Anfang darf es aber vor allem nicht unangenehm sein oder abschrecken. Sonst bleibt man nicht dabei.

Sollten Sie sich für den Weg über ein Fitness Studio entscheiden, achten Sie auch darauf, dass Sie das Umfeld und Ambiente des jeweiligen Studios als ansprechend empfinden. Je wohler Sie sich dort fühlen, desto höher ist die Wahrscheinlichkeit, dass Sie am Ball bleiben.

Sollten Sie nicht der Typ für das Fitnessstudio sein und genug Platz zu Hause haben, kann auch ein Ergometer im Keller eine gute Wahl sein. Vor allem wenn man davor einen Bildschirm platziert, auf dem man seine Lieblingsfilme oder die abendlichen Nachrichten sehen kann.

Auch hier gilt, 15 oder 20 Minuten jeden Tag auf dem Hometrainer gemächlich Fahrrad fahren, bringt mehr, als den Marathon Lauf von der Couch aus am Fernsehgerät zu verfolgen. Wenn man diese Aktivität dann auch noch mit regelmäßigen Sendungen, wie den Nachrichten oder einer Fernsehserie, die man sich ohnehin ansehen würde, kombiniert, kostet eine solche Aktivität nicht einmal zusätzliche Zeit. Je mehr es einem dann gelingt, diese Kombination aus Nachrichten oder Fernsehserie mit der sportlichen Aktivität zu verbinden und zu einer Gewohnheit zu machen, desto größer ist die Chance, dass man wirklich dabei bleibt.

Bewegung im Alltag

Um sich zu bewegen, ist Sport natürlich ein ideales Instrument. Aber auch im Alltag gibt es genug Möglichkeiten, den Körper in Bewegung zu halten. Man muss vor dem Supermarkt nicht immer den nächst gelegen Parkplatz nehmen und man muss bei zwei Stockwerken nicht unbedingt den Lift benutzen. Man kann kleinere Einkäufe auch einmal zu Fuß oder mit dem Fahrrad erledigen und man kann auch einmal eine Station früher aus dem Bus oder der U-Bahn aussteigen und einige hundert Meter zu Fuß gehen.

Wenn Sie einmal Ihren Tag kritisch durchleuchten, finden Sie garantiert eine Reihe von Aktivitäten, bei denen Sie gegenwärtig körperliche Bewegung weitgehend vermeiden. Überall da können Sie ansetzen und an der einen oder anderen Stelle etwas mehr eigene körperliche Aktivität einbauen. Hier einmal eine Treppe steigen und dort einmal das Fahrrad benutzen, ist schon besser, als nur von der Couch zum Auto zu wechseln. Vor allem müssen Sie nicht gleich von 0 auf 100 starten und die 10 km zu ihrem Arbeitsplatz zu Fuß zurücklegen oder den achten Stock im Bürohochhaus über die Nottreppe erklimmen. Aber vielleicht steigen Sie einfach einmal ein oder zwei Stationen eher aus dem Bus und gehen den Rest zu Fuß oder Sie fahren sieben Stockwerke mit dem Lift und gehen das letzte Stockwerk über die Treppe. Falls Sie mit dem Auto zum Arbeitsplatz oder zum Einkaufen fahren, könnten Sie auch einmal statt dem nächst liegenden, den am weitesten entfernten Parkplatz benutzen und so zumindest einige hundert Meter zu Fuß zu gehen.

All diese kleinen Aktivitäten verbrennen ein bisschen Energie. Und auch hier addieren sich die kleinen Mengen, wenn man nur konsequent nach Gelegenheiten zur Bewegung sucht.

Am besten fangen Sie gleich damit an, nehmen sich ein Stück Papier und schreiben auf, wo Sie ab Morgen überall etwas mehr Bewegung in Ihren Tagesablauf einbauen wollen. Sie werden sehen, je mehr Sie darüber nachdenken, desto mehr Gelegenheiten werden Sie finden, mehr körperliche Aktivität zu entfalten.

Vergessen Sie dabei auch nicht, nach Steigerungsmöglichkeiten zu suchen. Wenn Sie zwei Wochen lang das letzte Stockwerk und die Strecke von der letzten Busstation gelaufen sind, dann probieren Sie in der dritten Woche zwei Stockwerke oder von der vorletzten Haltestelle aus zu laufen. Sie werden sehen, wie schnell Sie fitter werden und wie sehr sich diese Aktivitäten auf das Abnehmen auswirken.

Ausbrechen aus dem Teufelskreis

Gerade wenn man schon einige Pfunde auf den Rippen oder Hüften hat, fällt es manchmal schwer, sich zu mehr Bewegung oder einer neuen Sportart zu motivieren. Man kommt dann schnell in einen Teufelskreis, bei dem der Mangel an Bewegung zu Übergewicht führt und das Übergewicht zu einer vermehrten Unlust, sich mehr zu bewegen. In so einem Teufelskreis verstärken sich dann zwei

Übel gegenseitig und es wird ausgesprochen schwierig, diesem Kreislauf zu entkommen.

Anderseits kann man aus so einem Teufelskreis aber auch dadurch ausbrechen, indem man ihn umkehrt. Wenn wir erst einmal ein paar Kilo abgenommen haben, fällt es auch wieder leichter mehr Bewegung in den Alltag zu integrieren oder mit irgendeiner Sportart anzufangen. Das wirkt sich dann wieder positiv auf das Abnehmen aus usw.

Entscheidend ist es aber, erst einmal anzufangen und die Komfortzone zu verlassen.

Nehmen Sie sich dazu am besten gleich einmal für Morgen vor, an welchen drei Stellen Ihres Tagesablaufes Sie etwas mehr körperliche Bewegung einbauen wollen. Legen Sie dazu erst einmal die Latte tief und fassen Sie keine unrealistischen Vorsätze, die Sie dann doch nicht einhalten oder die Sie nach einigen Tagen von Ihrem Vorhaben abschrecken.

Für den ersten Tag reicht es, wenn Sie erstmal den weit entfernten Parkplatz aufsuchen, ein Stockwerk früher aus dem Lift aussteigen und im Kaufhaus statt der Rolltreppe die normale Treppe nehmen. Schaffen Sie so ein erstes Erfolgserlebnis und bauen Sie dies dann weiter aus. Vielleicht schaffen Sie es mit der Zeit sogar soweit, dass Sie den Weg zum Arbeitsplatz komplett mit dem Fahrrad zurücklegen und dazu noch eine neue Sportart anfangen.

Aber das ist jetzt noch Zukunftsmusik. Zunächst kommt es darauf an, erst einmal anzufangen. Auch wenn die ersten Schritte noch sehr klein sind.

Die sieben Regeln im Alltag

Von der Theorie zur Praxis

Wenn Sie am Ende dieses Buches angelangt sind, haben Sie sicher viele Anregungen gefunden, Ihre Essgewohnheiten und Ihr Bewegungsverhalten zu optimieren. Jetzt gilt es aber den Schritt von der Theorie zur Praxis zu machen und diese Regeln in Ihrem ganz persönlichen Leben umzusetzen.

Dazu gibt es verschiedene Wege. Da sich die hier beschriebenen Regeln alle ergänzen und als System zu verstehen sind, liegt es nahe, sich jetzt einen Plan zu machen, wie Sie alle sieben Regeln systematisch in Ihren Alltag integrieren. Eine Möglichkeit dies zu tun, liegt darin, Ihren persönlichen Standardtag zu definieren und an Hand dieses Tagesablaufs festzulegen, bei welchen Gelegenheiten Sie welche Regel in welcher Konsequenz umsetzen wollen.

Nach dieser allgemeinen Betrachtung Ihres Tagesablaufs können Sie den Plan auch immer wieder für den jeweils nächsten Tag präzisieren und genau festlegen, in welchen Situationen Sie Ihr Verhalten optimieren wollen. Dabei werden Sie immer wieder neue Situationen identifizieren, in denen Sie noch weit vom Idealverhalten entfernt sind und die eine oder andere Regel anwenden können. So erinnern Sie sich immer wieder an die sieben Regeln und bauen sie Stück für Stück in Ihren Alltag ein.

Außerdem hat ein derartiges systematisches Vorgehen auch den Vorteil, dass Sie anhand dieses Plans den jeweils gestrigen Tag noch einmal kritisch betrachten können und so immer wieder Situationen finden, in denen Sie noch konsequenter sein können und in denen Sie Ihr Verhalten noch etwas mehr optimieren können.

Jedes Mal wenn Sie mit Ihrem Plan arbeiten, ganz gleich ob Sie dabei den vergangenen Tag analysieren oder den nächsten Tag planen, beschäftigen Sie sich mit der Umsetzung der sieben Regeln und machen ihre Einhaltung immer mehr zu Ihrer persönlichen Tagesroutine.

Wenn Sie der Typ für einen derart systematisches Vorgehen sind, ist dies sicher der beste Weg, um die hier beschriebenen Regeln in Ihre Gewohnheitsmuster einzubauen.

Viele Menschen bevorzugen aber einen etwas flexibleren Weg, um mit diesen Regeln zu arbeiten. Für diesen Personenkreis ist es oft einfacher, nicht gleich alle sieben Regeln auf einmal umzusetzen, sondern mit einer Regel zu beginnen, sich auf diese eine Regel zu konzentrieren und diese erst einmal in den Alltag zu integrieren. Wenn diese eine Regel dann zu einem festen Bestandteil des Lebens geworden ist, wird mit der nächsten Regel begonnen. Danach geht man dann zu einer weiteren Regel über. Auch so können Sie Schritt für Schritt das ganze System der sieben Regeln in Ihren Tagesablauf einbauen.

Als Hilfsmittel kann man sich auch kleine Kärtchen basteln, auf denen die einzelnen Regeln in konkrete Verhaltensanweisungen umgesetzt werden.

So kann man z.B. auf ein solches Kärtchen schreiben:

- Langsam und gründlich kauen
- Immer wieder Besteck weglegen
- Kleine Pausen beim Essen machen

Hat man sich angewöhnt, auf das jeweilige Kärtchen regelmäßig vor dem Essen einen Blick zu werfen, wird man immer wieder an das richtige Verhalten erinnert.

Eine Richtschnur kein starres System

Ob Sie sich einen Plan machen oder nicht, behalten Sie immer im Auge, dass es sich bei dem System der sieben Regeln nicht um eng gefasste Vorschriften, sondern um sieben ideale Verhaltensweisen handelt, an denen man sein eigens Verhalten ausrichten soll. Dabei steht es natürlich außer Zweifel, dass Sie umso schneller Erfolge sehen werden, je konsequenter Sie sich an die sieben Regeln halten. Aber auch wenn Sie die ganze Sache etwas lockerer angehen und sich nur grob an diese Regeln halten, wird das bei den meisten Menschen schon ausreichen, um das eine oder andere Kilo abzunehmen oder das gegenwärtige Gewicht zu halten.

Sie müssen aber die beschrieben Regeln akzeptieren, verinnerlichen und sie zum Bestandteil Ihrer Tagesroutine machen. Dabei ist es weniger wichtig, wie strikt und konsequent Sie jede einzelne Regel einhalten. Viel mehr kommt es darauf an, dass Sie kontinuierlich daran arbeiten und die sieben Regeln nicht aus dem Auge verlieren.

Über diese Regeln nachzudenken und nach Gelegenheiten zur Anwendung zu suchen, kostet zunächst einmal keine Willensanstrengung und tut nicht weh, aber es macht die Beschäftigung mit den sieben Regeln zu einem festen Teil Ihres Bewusstseins. Es sensibilisiert Sie für Ihr eigenes Essverhalten und bereitet sanft den Boden, auf dem Verhaltensänderungen gedeihen. Von da an ist es wirklich nur noch ein kleiner Schritt die einzelnen Regeln immer wieder in der einen oder anderen Form anzuwenden und so sein Essverhalten zu optimieren.

Rückschläge und Zweifel

Wie wir alle wissen, ist die Disziplin unter uns Menschen nicht gleichmäßig verteilt. Dem einen fällt es leichter irgendwelche Regeln konsequent einzuhalten, andere werden immer wieder schwach und geben ihren Gelüsten nach. Aber wie standhaft Sie auch immer sind, irgendwann kommt der Moment, indem man schwach wird und die besten Vorsätze zumindest zeitweise über Bord wirft.

Das ist nicht tragisch und in gewisser Weise sogar ganz normal. Jedenfalls solange man die Flinte nicht ins Korn wirft und das Ziel abzunehmen nicht aus dem Auge verliert.

Sollten Sie den Punkt erreichen, an dem Sie zweifeln, ob der gewünschte Erfolg wirklich eintritt oder an dem Sie sich eingestehen müssen, dass Sie wieder einmal dem inneren Schweinehund nachgegeben haben, empfiehlt sich folgende Vorgehensweise.

- Akzeptieren Sie, dass kleine Schwächen, Ausrutscher und Disziplinlosigkeiten menschlich sind,
- fangen Sie nicht an zu grübeln und an sich selbst zu zweifeln, sondern richten Sie Ihren Blick auf die Möglichkeiten damit umzugehen,
- denken Sie an die vielen kleinen Erfolge, die Sie auf Ihrem bisherigen Weg bereits erzielt haben,
- suchen Sie nach Motivationsquellen für die Fortsetzung Ihrer Bemühungen,
- bleiben Sie vor allem dran und denken Sie über das Aufgeben nicht einmal nach,
- sehen Sie Ihre kleinen Ausrutscher als Ansporn jetzt umso konsequenter und intensiver mit der Umsetzung der sieben Regeln weiterzumachen.

Entscheidend ist, dass Sie mit Rückschlägen und Ausrutschern positiv umgehen. Sie als etwas Normales ansehen, das jedem irgendwann einmal passiert und dass es immer ein Morgen gibt, an dem man es wieder besser machen kann.

Vergessen Sie nicht, sich selbst zu belohnen, wenn Sie nach einem Rückschlag Ihre Bemühungen erfolgreich fortgesetzt haben. Allerdings sollte so eine Belohnung niemals in etwas Essbarem bestehen. Denn Belohnungen in Form von Essen, ist einer der größten Fehler, den man machen kann.

Wenn wir uns das erst einmal angewöhnt haben, wird unser innerer Schweinehund immer wieder darauf zurück kommen und nach solchen Belohnungen verlangen. Das erschwert das Abnehmen ungemein.

Belohnen Sie sich beim Abnehmen immer mit etwas, das keine Kalorien enthält. Manchmal reicht es schon aus, wenn man das Gefühl des Stolzes genießt, wenn man wieder einmal Stärke bewiesen und einen kleinen Fortschritt gemacht hat.

Die Umsetzung auf dem Teller

Vom Prinzip zur Mahlzeit

Während einige der hier beschriebenen Regeln sich mehr auf das allgemeine Verhalten, wie z.B. das Abstellen schädlicher Gewohnheiten oder das Vermeiden von Snacks und überflüssigen Zwischenmahlzeiten beziehen, wirken sich andere Regeln direkt darauf aus, was Sie zu den verschiedenen Mahlzeiten auf dem Teller haben.

Insbesondere die Regeln, die sich mit den sättigenden Mahlzeiten und der Vermeidung von Lebensmitteln mit leeren Kalorien beschäftigen, wirken such direkt auf die Gerichte und Speisen aus, die wir essen. Wobei es hier nicht darauf ankommt, irgendwelche Rezepte eins zu eins nach zu kochen, sondern darauf, ein bestimmtes Prinzip zumindest teilweise umzusetzen.

Betrachten Sie dazu Ihre bisherigen Essgewohnheiten und analysieren Sie, wie sehr Ihre letzten Mahlzeiten den beschriebenen Regeln entsprochen haben oder wie weit Sie noch daneben lagen.

Wenn Ihr letztes Frühstück z.B. aus einem Brötchen bestand, von dem Sie eine Hälfte mit Butter und Marmelade bestrichen und die andere dick mit Salami belegt haben, dann ergeben sich schon daraus viele Ansatzpunkte, wie Sie Ihre Ernährung verbessern können. Wenn Sie dazu auch noch ein handelsübliches Fruchtjoghurt oder gezuckerte Cornflakes gegessen haben, finden Sie noch mehr Ansatzpunkte, um leere Kalorien zu vermeiden und das Frühstück anhaltend kalorienärmer und sättigender zu gestalten. Dazu müssen Sie nicht gleich alles auf einmal ändern. Aber fangen Sie jetzt damit an, darüber nachzudenken, welche Komponenten Sie auswechseln können, ohne dabei zu viel an Genuss zu verlieren und sich trotzdem den hier beschriebenen Regeln anzunähern.

Frühstück

Ein ideales Frühstück kann z.b. aus einer großen Scheibe Vollkornbrot bestehen, das dünn mit Butter bestrichen und mit 100 g magerem Hüttenkäse belegt ist. Einige halbe Cocktailtomaten, eine Messerspitze herbe Salatkräuter oder eine zerkrümelte Walnuss bieten sich zur Garnitur an. Dazu vielleicht ungesüßter Tee oder Kaffee mit wenig Zucker.

Mit so einem Frühstück haben Sie nicht nur eine erste Mahlzeit zu sich genommen, die satt macht, sondern auch leere Kalorien vermieden, die absolute Menge an Kalorien in Grenzen gehalten und Ihren Körper mit ausreichend Eiweiß versorgt. Reicht Ihnen das nicht für den Start in den Tag, was es eigentlich sollte, können Sie dazu noch ein hartgekochtes Ei oder einige Gemüseteile (z.B. Sellerie Streifen) oder ein paar Radieschen nehmen.

Den Hüttenkäse können Sie auch durch eine Scheibe fettarmen Schnittkäse, einige Scheiben Putenbrust oder ein aufgeschnittenes hartgekochtes Ei ersetzen. Der Fantasie sind hier keine Grenzen gesetzt, solange Sie bei der Zusammenstellung Ihres Frühstücks immer die hier beschriebenen Regeln im Kopf haben.

Wenn Sie Ihr Essverhalten noch nicht gleich so extrem ändern wollen, dann versuchen Sie es doch einmal mit kleinen Schritten. Behalten Sie Ihren bisherigen Belag bei und tauschen Sie das Brötchen gegen eine Scheibe Vollkornbrot. Oder bleiben Sie bei dem Brötchen und ändern Sie den Belag. Auch damit ist schon etwas gewonnen. Sie bestimmen, wie strikt Sie die Regeln einhalten wollen. Aber damit bestimmen auch Sie, wie viel Sie abnehmen werden.

Hauptmahlzeiten

Eine typische Hauptmahlzeit, die den hier beschriebenen sieben Regeln entspricht, wäre ein kleines Putensteak mit wenig Fett in der Pfanne gebraten, das mit verschiedenen Sorten von kalorienarmem Gemüse (Brokkoli, Möhren etc.) nett angerichtet ist. Auch ein einfacher Eisbergsalat mit etwas Essig und Öl-Dressing würde diese Hauptmahlzeit gut ergänzen. Sogar ein Nachtisch wäre möglich, wenn er z.B. aus 100 g Magerquark oder fettarmen Joghurt besteht, dem einige frische Erdbeeren, Himbeeren oder Blaubeeren zugegeben wurden. Aber natürlich ohne Zucker.

Statt des Putensteaks können Sie natürlich auch jede andere Sorte von magerem Fleisch nehmen. Auch gebratener, gedünsteter oder gegrillter Fisch ist hier eine gute Alternative. Hauptsache sie nehmen immer viel fettarm zubereitetes Gemüse dazu als Beilage und Magenfüller und keine Bratkartoffeln oder Nudeln. Selbstredend auch keine Sahnesauce oder Ähnliches.

Eine hervorragende Kombination, die voll den Regeln entspricht, ist eine Scheibe mageres Kassler mit einer ordentlichen Portion Sauerkraut ohne Brot oder Kartoffeln. Auch ein gedünsteter Blumenkohl mit etwas Schinken ist ein ideales Gericht, um alle hier beschrieben Regeln umzusetzen.

Eine breite Palette von einfachen Gerichten, die sich gut zur Umsetzung unserer Prinzipien eignet, ergibt sich auch aus den verschiedensten Formen von Gemüseeintöpfen. Ohne große Kochkenntnisse lassen sich so mit etwas Instant Brühe, etwas magerem Fleisch und den verschiedensten Sorten von Gemüsen sättigende Mahlzeiten herstellen, die praktisch keine leeren Kalorien enthalten.

Hauptmahlzeiten müssen aber nicht immer warme Gerichte sein. Ein leichter Lunch oder ein leichtes Abendessen können auch einmal nur aus einem Salat oder einem Gemüseteller bestehen. Eine Scheibe Vollkornbrot mit einem Forellenfilet belegt, ist zusammen mit einem kleinen Salat ebenfalls ein gutes Beispiel für ein kaltes Gericht.

Das waren nur einige Beispiele, wie sich die beiden Regeln „essen, was satt macht" und „meiden Sie leere Kalorien" in der Praxis verwirklichen lassen.

Jetzt sind aber Sie dran. Fangen Sie am besten gleich damit an, sich Gedanken darüber zu machen, wie Sie in ihrem ganz persönlichen Bereich die beschriebenen Regeln in konkrete Gerichte umsetzen können. Nehmen Sie sich Papier und Stift und entwerfen Sie einen Speiseplan für die nächsten Tage mit Gerichten, die Ihnen schmecken, aber auch satt machen und keine leeren Kalorien enthalten.

Nicht nur die Mahlzeiten zählen

Auch wenn dieses letzte Kapitel sich hauptsächlich mit der Zusammensetzung und Zusammenstellung von Mahlzeiten beschäftigt hat, dürfen Sie die anderen Regeln dabei nicht aus dem Auge verlieren. Denn, was Sie auf dem Teller haben ist eine Sache, aber für den Gesamterfolg zählen natürlich auch Ihre Essgewohnheiten im Allgemeinen, die Snacks zwischendurch, die Sie in Zukunft weglassen wollen, die Hungerbremsen, die es Ihnen leichter machen zu widerstehen und natürlich ein gewisses Maß an zusätzlicher Bewegung.

Sehen Sie die sieben Regeln immer als ein System, bei dem sich die einzelnen Regeln ergänzen, aber auch teilweise überlappen.

Eigene Gedanken und Notizen